AUTISMO

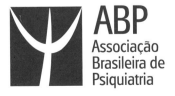

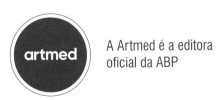

A Artmed é a editora oficial da ABP

NOTA

A medicina é uma ciência em constante evolução. À medida que novas pesquisas e a própria experiência clínica ampliam o nosso conhecimento, são necessárias modificações na terapêutica, onde também se insere o uso de medicamentos. Os autores desta obra consultaram as fontes consideradas confiáveis, num esforço para oferecer informações completas e, geralmente, de acordo com os padrões aceitos à época da publicação. Entretanto, tendo em vista a possibilidade de falha humana ou de alterações nas ciências médicas, os leitores devem confirmar estas informações com outras fontes. Por exemplo, e em particular, os leitores são aconselhados a conferir a bula completa de qualquer medicamento que pretendam administrar, para se certificar de que a informação contida neste livro está correta e de que não houve alteração na dose recomendada nem nas precauções e contraindicações para o seu uso. Essa recomendação é particularmente importante em relação a medicamentos introduzidos recentemente no mercado farmacêutico ou raramente utilizados.

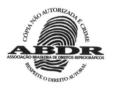
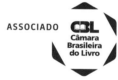

S586a   Silva, Antônio Geraldo da.
             Autismo : conceito, diagnóstico, intervenção e legislação / Antônio Geraldo da Silva, Cláudia Aguiar, Francisco B. Assumpção Jr. – Porto Alegre : Artmed, 2024.
             x, 101 p.; 23 cm.

             ISBN 978-65-5882-277-6

             1. Psiquiatria. 2. Autismo. I. Aguiar, Cláudia. II. Assumpção Jr., Francisco B. III. Título.

                                                                     CDU 616.89

Catalogação na publicação: Karin Lorien Menoncin – CRB 10/2147

AUTISMO

RECOMENDAÇÕES DA ASSOCIAÇÃO BRASILEIRA DE PSIQUIATRIA

CONCEITO, DIAGNÓSTICO, INTERVENÇÃO E LEGISLAÇÃO

Antônio Geraldo da **SILVA**
Cláudia **AGUIAR**
Francisco B. **ASSUMPÇÃO JR.**

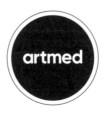

Porto Alegre
2024

© GA Educação Ltda., 2024.

Coordenadora editorial
Cláudia Bittencourt

Capa
Tatiana Sperhacke / TAT studio

Preparação de originais
Paola Araújo de Oliveira

Projeto gráfico e editoração
TIPOS – design editorial e fotografia

Reservados todos os direitos de publicação ao
GA EDUCAÇÃO LTDA.
(Artmed é um selo editorial do GA EDUCAÇÃO LTDA.)
Rua Ernesto Alves, 150 – Bairro Floresta
90220-190 – Porto Alegre – RS
Fone: (51) 3027-7000

SAC 0800 703 3444 – www.grupoa.com.br

É proibida a duplicação ou reprodução deste volume, no todo ou em parte, sob quaisquer formas ou por quaisquer meios (eletrônico, mecânico, gravação, fotocópia, distribuição na Web e outros), sem permissão expressa da Editora.

IMPRESSO NO BRASIL
PRINTED IN BRAZIL

AUTORES

ANTÔNIO GERALDO DA SILVA
Presidente da Associação Brasileira de Psiquiatria (ABP). Membro da Academia de Medicina de Brasília. Presidente da Associação Psiquiátrica da América Latina (APAL – 2018-2020). Especialista em Psiquiatria e em Psiquiatria Forense pela ABP/Associação Médica Brasileira (AMB). Doutor pelo Programa Doutoral em Bioética da Faculdade de Medicina da Universidade do Porto.

CLÁUDIA AGUIAR
Pediatra. Médica perita do Departamento de Perícias Médicas do Estado de São Paulo (DPME). Preceptora do Curso de Psiquiatria da Infância e Adolescência da Santa Casa de Misericórdia do Rio de Janeiro – Medcurso. Especialista em Pediatria, área de concentração em Gastropediatria pela Universidade Federal de São Paulo (Unifesp). Mestra e Doutora pelo Departamento de Neurociências e Comportamento do Instituto de Psicologia da Universidade de São Paulo (USP).

FRANCISCO B. ASSUMPÇÃO JR.
Psiquiatra da infância e da adolescência. Professor Associado do Instituto de Psicologia da USP. Professor Livre Docente pela Faculdade de Medicina da USP. Mestre e Doutor em Psicologia pela Pontifícia Universidade Católica de São Paulo (PUC-SP). Pós-doutorado em Psicologia na PUC-SP. Membro da Academia Paulista de Psicologia (cad. 17) e da Academia de Medicina de São Paulo (cad. 103).

Tudo era loucura. Os cultores de enigmas, os fabricantes de charadas, de anagramas, os maldizentes, os curiosos da vida alheia, os que põem todo o seu cuidado na tafularia, um ou outro almotacé enfunado, ninguém escapava aos emissários do alienista. Ele respeitava as namoradas e não poupava as namoradeiras, dizendo que as primeiras cediam a um impulso natural e as segundas a um vício. Se um homem era avaro ou pródigo, ia do mesmo modo para a Casa Verde; daí a alegação de que não havia regra para a completa sanidade mental. Alguns cronistas creem que Simão Bacamarte nem sempre procedia com lisura, e citam em abono da afirmação (que não sei se pode ser aceita) o fato de ter alcançado da Câmara uma postura autorizando o uso de um anel de prata no dedo polegar da mão esquerda, a toda a pessoa que, sem outra prova documental ou tradicional, declarasse ter nas veias duas ou três onças de sangue godo. Dizem esses cronistas que o fim secreto da insinuação à Câmara foi enriquecer um ourives, amigo e compadre dele; mas, conquanto seja certo que o ourives viu prosperar o negócio depois da nova ordenação municipal, não o é menos que essa postura deu à Casa Verde uma multidão de inquilinos; pelo que, não se pode definir, sem temeridade, o verdadeiro fim do ilustre médico. Quanto à razão determinativa da captura e aposentação na Casa Verde de todos quantos usaram do anel, é um dos pontos mais obscuros da história de Itaguaí; a opinião mais verossímil é que eles foram recolhidos por andarem a gesticular, à toa, nas ruas, em casa, na igreja. Ninguém ignora que os doidos gesticulam muito.

De fato, o alienista oficiara à Câmara expondo: 1º, que verificara das estatísticas da vila e da Casa Verde, que quatro quintos da população estavam aposentados naquele estabelecimento; 2º, que esta deslocação de população levara-o a examinar os fundamentos da sua teoria das moléstias cerebrais, teoria que excluía do domínio da razão todos os casos em que o equilíbrio das faculdades não fosse perfeito e absoluto; 3º, que desse exame e do fato estatístico resultara para ele a convicção de que a verdadeira doutrina não era aquela, mas a oposta, e portanto que se devia admitir como normal e exemplar o desequilíbrio das faculdades e como hipóteses patológicas todos os casos em que aquele equilíbrio fosse ininterrupto.

Machado de Assis, *O alienista*[1]

SUMÁRIO

INTRODUÇÃO 1

1 METODOLOGIA 3

2 CONCEITO 5
1 O que se compreende por transtorno do espectro autista **5**
2 Como fazer o diagnóstico do transtorno do espectro autista **16**
3 Epidemiologia do transtorno do espectro autista **17**
4 Comorbidades **19**
5 Quais os níveis de gravidade apresentados pelo transtorno do espectro autista? **20**
6 Qual o tratamento proposto para o transtorno do espectro autista? **22**

3 ROTEIRO DE ATENDIMENTO 25
1 Diagnóstico e terapêutica do transtorno do espectro autista de 0 a 4 anos **33**
2 Diagnóstico e terapêutica do transtorno do espectro autista de 4 a 6 anos **36**
3 Diagnóstico e terapêutica do transtorno do espectro autista de 7 a 17 anos **39**
4 Diagnóstico e terapêutica do transtorno do espectro autista acima de 18 anos **48**

4 RECURSOS POSSÍVEIS E EVOLUÇÃO PARA AQUELES QUE ESTÃO NO GRUPO DO TRANSTORNO DO ESPECTRO AUTISTA 55

5 QUAIS PROPOSTAS TERAPÊUTICAS NÃO APRESENTAM EMBASAMENTO TÉCNICO SUFICIENTE PARA SUA INDICAÇÃO? 59

6 ASPECTOS LEGAIS 63

    1 Saúde **64**

    2 Educação **69**

    3 Lei Orgânica da Assistência Social (LOAS) **79**

    4 Curatela **80**

    5 Trabalho **81**

    6 Moradia **83**

7 PROPOSTA PARA A CONFECÇÃO DE RELATÓRIO MÉDICO 87

    1 Proposta de modelo de relatório à guisa de exemplo **88**

8 RESUMO 91

9 CONSIDERAÇÕES FINAIS 93

    REFERÊNCIAS 95

INTRODUÇÃO

O objetivo destas diretrizes, elaboradas pela Associação Brasileira de Psiquiatria (ABP), é orientar a conduta médica de pediatras e psiquiatras da infância no sentido de facilitar a atividade clínica e fornecer subsídios para o atendimento de pessoas com transtorno do espectro autista (TEA) desde o diagnóstico e o tratamento até o acompanhamento nas diferentes fases da vida.

Devido ao aumento significativo do número de diagnósticos, torna-se necessária uma padronização no que tange ao atendimento, de modo que este possa ser implementado em qualquer região do País, conforme a legislação e as condições existentes. Ou seja, é preciso pensar esse atendimento independentemente das condições econômicas ou dos recursos da região, procurando defini-lo de modo que seja viabilizado dentro das condições locais e daquilo que é proposto pelas leis vigentes no Brasil.

Na espécie humana, o desenvolvimento do indivíduo se processa por meio da sua inclusão como um ser em desenvolvimento, de forma integrada e com grande influência do aprendizado a partir das relações interpessoais. Em indivíduos com TEA, as influências decorrentes do aprendizado são manifestas muito mais pelo que seu cuidador faz do que por aquilo que ele fala, o que é influenciado pela segurança biológica (o indivíduo tem que estar seguro e protegido) assim como afetiva (tem que se sentir seguro) ao longo de toda a sua vida.

A forma como indivíduos com TEA participam na cultura e seu aprendizado social garantem que uma série de problemas associados à sobrevivência e à qualidade de vida não seja desafiadora em termos cognitivos, pois se constituem em estruturas de suporte e proteção. As estratégias sociais empregadas, no entanto, têm impacto sobre as demais pessoas; por exemplo, o comunicar-se com o outro não segue um conjunto de regras imutáveis como no mundo natural, pois outros humanos mudam suas condutas aleatoriamente.

Considerando-se que essas dificuldades são presentes nos indivíduos com TEA, é responsabilidade do médico conhecer todos os aspectos relacionados a eles, inclusive os legais, a fim de orientar pais e responsáveis adequadamente. No entanto, não são fatores nem familiares, nem legais, nem ideológicos que devem influenciar a conduta do profissional e sim o conhecimento eminentemente técnico. Por essas razões, todos os aspectos, inclusive os legais, farão parte destas diretrizes, que devem ser revisadas periodicamente devido às mudanças decorrentes das atualizações dos conhecimentos sobre o tema, sempre com o intuito de cuidar e proteger essa população.

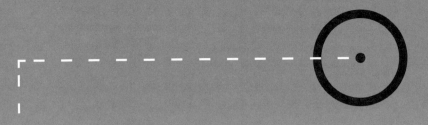

1 METODOLOGIA

A elaboração das Diretrizes Referentes ao Transtorno do Espectro Autista (TEA), em que pese a existência das Diretrizes de Atenção à Reabilitação da Pessoa com Transtornos do Espectro do Autismo (TEA) publicada pelo Ministério da Saúde, em 2014,[2] foi uma iniciativa conjunta da Associação Brasileira de Psiquiatria com profissionais, pesquisadores e especialistas com experiência reconhecida. Esse grupo preocupou-se também com as questões legais que vêm sendo aventadas com o passar do tempo e que demandam posicionamento do médico em relação à sua atividade.

A apresentação da questão do TEA é resultado de pesquisa bibliográfica em materiais nacionais e internacionais publicados nos últimos anos, o que permitiu construir um resumo do estado da arte, uma vez que as maiores dificuldades não se referem aos aspectos conceituais propriamente ditos, mas ao *modus faciendi* decorrente deles. Tudo o que se refere ao roteiro de atendimento (considerando-se diagnóstico e terapêutica), assim como a evolução do quadro e as propostas terapêuticas sem embasamento técnico suficiente, foi estabelecido a partir da bibliografia pesquisada e da experiência clínica dos participantes.

A legislação foi considerada a partir de levantamento bibliográfico, contemplando-se somente a legislação vigente e que não sofreu alterações até o momento desta publicação, o que implica que estas diretrizes terão de ser revistas periodicamente. Uma parte das citações sobre legislação é feita de modo integral, a fim de que o médico consultante a conheça em sua totalidade.

As recomendações apresentadas são consequência de:

A um trabalho de revisão crítica da experiência clínica dos participantes no que se refere ao atendimento de pessoas com TEA considerando-se exclusivamente a questão do encaminhamento médico-psiquiátrico, tanto em instituições universitárias quanto no Sistema Único de Saúde (SUS) e nas assistências suplementar e privada;

B uma análise de experiências internacionais, adaptadas à realidade médica brasileira e à legislação vigente;

C uma revisão e adequação da legislação específica considerando-se somente as leis que não foram alteradas posteriormente e que ainda continuam em vigor, a fim de que o médico consiga realizar o encaminhamento adequado.

Estas diretrizes foram escritas com o objetivo de auxiliar o profissional na tomada de decisões diante da pessoa com TEA que é atendida sob o ponto de vista médico, devendo ser por ele encaminhada a diferentes procedimentos de reabilitação, os quais nem sempre são sistematizados ou estabelecidos cientificamente, mas que acarretam responsabilidade médica pela sua implementação e encaminhamento. Tal prática demanda maior transparência da origem das informações utilizadas pelo médico, bem como a necessidade do conhecimento legal sobre esses encaminhamentos.

Com esse escopo foi construído este documento.

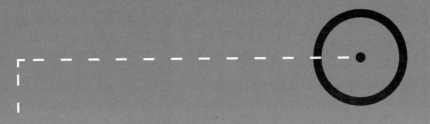

2 CONCEITO

1 | O QUE SE COMPREENDE POR TRANSTORNO DO ESPECTRO AUTISTA?

O autismo é considerado, hoje, uma síndrome comportamental com etiologias biológicas múltiplas e evolução de um distúrbio do desenvolvimento com prejuízo cognitivo* caracterizado por déficit na interação social e no relacionamento com os outros, associado a alterações de linguagem e comportamento.[3]

---

* Termo geralmente utilizado para descrever o déficit da função intelectual (deficiência intelectual), sendo essa deficiência intelectual um dos transtornos neuropsiquiátricos mais comuns em crianças e adolescentes, mas que também pode ser visualizada globalmente como alteração de uma função da inteligência ao adquirir conhecimento e que, portanto, auxilia a conectar ideias relacionadas a memória, raciocínio, juízo, linguagem, percepção, etc. Assim, ao mencionar déficit cognitivo ou prejuízo cognitivo, trata-se de dificuldades em realizar o processo cognitivo, ou seja, a pessoa tem obstáculos maiores, como sustentar atenção em um único assunto ou momento, resolver problemas simples do dia a dia, desenvolver senso de localização espacial e apresentar impedimentos para raciocínio lógico.

O déficit na interação social, fator nuclear dos quadros autísticos, implica habilidades que, conforme refere Del Prette,[4] correspondem ao déficit em habilidades essenciais para que a criança (em nosso caso, o indivíduo) lide com as demandas do seu ambiente social, as quais estão descritas a seguir.

A **Autocontrole e expressividade emocional:** conseguir reconhecer e nomear as emoções em si e nos outros; falar sobre elas e seus sentimentos; acalmar-se e lidar com os próprios sentimentos; controlar o humor; tolerar frustrações; mostrar espírito esportivo; expressar as emoções positivas e negativas.

B **Empatia:** prestar atenção; ouvir e demonstrar algum interesse pelo outro; reconhecer os sentimentos do interlocutor; compreender as situações propostas; demonstrar respeito; tentar compreender a demanda do outro.

C **Civilidade:** saber cumprimentar as pessoas, usando expressões como "por favor", "obrigado" e "desculpa"; despedir-se ("tchau"); aguardar a sua vez; seguir regras e instruções; fazer e responder a perguntas; chamar o outro pelo nome.

D **Assertividade:** mostrar sentimentos de agrado e desagrado; concordar e discordar; fazer e recusar pedidos; lidar com críticas e gozações; negociar interesses; resistir à pressão.

E **Fazer amizades:** responder a algumas perguntas pessoais; fornecer informações e aproveitá-las; cumprimentar; apresentar-se; aceitar elogios; oferecer ajuda; cooperar; identificar-se; usar linguagem adequada.

F **Habilidades sociais acadêmicas:** conseguir seguir regras ou instruções orais; observar; prestar atenção; imitar comportamentos socialmente desejáveis; ignorar interrupções; aguardar a sua vez para qualquer atividade; oferecer, solicitar e agradecer ajuda; buscar aprovação; atender a pedidos; cooperar.

G **Solução de problemas interpessoais:** acalmar-se diante de situações-problema; pensar antes de agir; reconhecer e nomear os problemas; identificar e avaliar possíveis soluções; escolher alternativas; avaliar as decisões.

Todos esses aspectos são essenciais, uma vez que qualquer comportamento que implique vantagem evolutiva é reforçado pela seleção de determinantes genéticos, sendo o marcapasso da evolução, de fundamental importância no processo adaptativo e de sobrevivência.

A comunicação não ocorre a partir do seguimento de um conjunto de regras imutáveis como no mundo natural e para a sobrevivência – o indivíduo deve aprender a lidar com objetivos divergentes, coalizões complexas e rivalidades invejosas, todas essas categorias de muito difícil acesso para a pessoa com TEA. Antever o comportamento do outro, compreendendo seu raciocínio e seus objetivos, mesmo que diferentes dos nossos, sem a capacidade de diferenciar entre ações intencionais e não intencionais acarreta uma habilidade muito limitada de previsão de atos futuros de convivência com outras pessoas com dificuldades em partilhar.

As habilidades sociais levam ao desenvolvimento de mais capacidades cognitivas, as quais proporcionam a exploração de novas oportunidades sociais, sempre vinculadas à cooperação e à divisão de trabalho. Assim, para a espécie humana, nada é mais importante do que as ligações sociais. Saber o que os outros estão pensando gera maior segurança e maior capacidade de coordenação social e de trabalho, uma vez que, ao se compreender o que o outro pensa e sente, dá-se a "resposta correta". Todas essas características são, portanto, de fundamental importância para que o ser humano desenvolva habilidades sociais que permitam vida gregária e, consequentemente, maiores possibilidades de sobrevivência.

A partir dessas considerações, podemos estabelecer que é importante observar os aspectos descritos a seguir nessa população.[5,6]

DISTÚRBIOS DE SOCIALIZAÇÃO

A Dificuldades em dividir a atenção, pois não assinalam as coisas para dividir o interesse com elas (assinalar protodeclarativo – usa o dedo para apontar). É importante lembrar que crianças entre 9 e 12 meses já seguem o olhar do adulto para um ponto de atenção.
B Problemas de imitação e cópia de movimentos, inclusive em bebês.
C Transtornos de reconhecimento de afeto (2 a 4 meses) e para discriminar emoções (o bebê já percebe o interesse do adulto e reage às suas manifestações).

DISTÚRBIOS DE COMUNICAÇÃO

A Fonologia e gramática adequadas (pode falar adequadamente, inclusive sem erros).
B Competência pragmática (uso da linguagem) alterada, com interpretações hiperliterais (a linguagem não apresenta função comunicativa adequada, podendo ser idiossincrática, e as frases são consideradas de maneira literal).
C Dificuldades semânticas (dificuldades na compreensão da linguagem).

DISTÚRBIOS DA IMAGINAÇÃO

A   Jogo simbólico substituído por atividades repetitivas.

B   Pouco interesse pela ficção (incapacidade de fantasiar e imaginar) e preferência por fatos e jogos funcionais com forma estreita e limitada.

A partir desses aspectos conceituais, o TEA é caracterizado, no DSM-5-TR,[7] pelos seguintes critérios:

> A. Déficits persistentes na comunicação social e na interação social em múltiplos contextos, conforme manifestado por todos os seguintes aspectos, atualmente ou por história prévia (os exemplos são apenas ilustrativos, e não exaustivos; ver o texto):
>
> 1. Déficits na reciprocidade socioemocional, variando, por exemplo, de abordagem social anormal e dificuldade para estabelecer uma conversa normal a compartilhamento reduzido de interesses, emoções ou afeto, a dificuldade para iniciar ou responder a interações sociais.
> 2. Déficits nos comportamentos comunicativos não verbais usados para interação social, variando, por exemplo, de comunicação verbal e não verbal pouco integrada a anormalidade no contato visual e linguagem corporal ou déficits na compreensão e uso de gestos, a ausência total de expressões faciais e comunicação não verbal.
> 3. Déficits para desenvolver, manter e compreender relacionamentos, variando, por exemplo, de dificuldade em ajustar o comportamento para se adequar a contextos sociais diversos a dificuldade em compartilhar brincadeiras imaginativas ou em fazer amigos, a ausência de interesse por pares.
>
> B. Padrões restritos e repetitivos de comportamento, interesses ou atividades, conforme manifestado por pelo menos dois dos seguintes, atualmente ou por história prévia (os exemplos são apenas ilustrativos, e não exaustivos; ver o texto):
>
> 1. Movimentos motores, uso de objetos ou fala estereotipados ou repetitivos (p. ex., estereotipias motoras simples, alinhar brinquedos ou girar objetos, ecolalia, frases idiossincráticas).

2. Insistência nas mesmas coisas, adesão inflexível a rotinas ou padrões ritualizados de comportamento verbal ou não verbal (p. ex., sofrimento extremo em relação a pequenas mudanças, dificuldades com transições, padrões rígidos de pensamento, rituais de saudação, necessidade de fazer o mesmo caminho ou ingerir os mesmos alimentos diariamente).
3. Interesses fixos e altamente restritos que são anormais em intensidade ou foco (p. ex., forte apego a ou preocupação com objetos incomuns, interesses excessivamente circunscritos ou perseverativos).
4. Hiper ou hiporreatividade a estímulos sensoriais ou interesse incomum por aspectos sensoriais do ambiente (p. ex., indiferença aparente a dor/temperatura, reação contrária a sons ou texturas específicas, cheirar ou tocar objetos de forma excessiva, fascinação visual por luzes ou movimento).

C. Os sintomas devem estar presentes precocemente no período do desenvolvimento (mas podem não se tornar plenamente manifestos até que as demandas sociais excedam as capacidades limitadas ou podem ser mascarados por estratégias aprendidas mais tarde na vida).

D. Os sintomas causam prejuízo clinicamente significativo no funcionamento social, profissional ou em outras áreas importantes da vida do indivíduo no presente.

E. Essas perturbações não são mais bem explicadas por transtorno do desenvolvimento intelectual (deficiência intelectual) ou por atraso global do desenvolvimento. Transtorno do desenvolvimento intelectual ou transtorno do espectro autista costumam ser comórbidos; para fazer o diagnóstico da comorbidade de transtorno do espectro autista e transtorno do desenvolvimento intelectual, a comunicação social deve estar abaixo do esperado para o nível geral do desenvolvimento.

A *Classificação internacional de doenças*, em sua 10ª edição,[8] ainda em uso no Brasil, refere os transtornos globais do desenvolvimento como um grupo caracterizado por alterações qualitativas das interações sociais recíprocas e modalidades de comunicação e por um repertório de interesses e atividades restrito, estereotipado e repetitivo. Essas alterações, de cunho qualitativo, constituem característica global do funcionamento do sujeito, em todas as ocasiões.

Recomenda-se, ainda, o uso de um código adicional quando possível, que caracteriza dos subtipos da categoria F84:

- **F84.0:** autismo infantil
- **F84.1:** autismo atípico
- **F84.2:** síndrome de Rett
- **F84.3:** outro transtorno desintegrativo da infância
- **F84.4:** transtorno de hiperatividade associado a retardo mental e movimentos estereotipados
- **F84.5:** síndrome de Asperger
- **F84.8:** outros transtornos invasivos do desenvolvimento
- **F84.9:** transtorno invasivo do desenvolvimento, não especificado.[8]

A CID-11 (6A02),[9] que deve entrar em uso no Brasil a partir de 2025, caracteriza o TEA por

> déficits persistentes na habilidade de iniciar e manter interações sociais e comunicação social recíprocas, e por uma gama de padrões de comportamento, interesses ou atividades restritos, repetitivos e inflexíveis, que são claramente atípicos ou excessivos para a idade e o contexto cultural do indivíduo. O início do transtorno ocorre durante o período do desenvolvimento, tipicamente na primeira infância, mas os sintomas podem não se manifestar plenamente até mais tarde, quando as demandas sociais excedem as capacidades limitadas. Os déficits são graves o suficiente para causar prejuízos no funcionamento pessoal, familiar, social, educacional, ocupacional e em outras áreas importantes, e são, geralmente, uma característica generalizada do funcionamento do indivíduo, observável em todos os ambientes, podendo variar de acordo com o contexto social, educacional ou outro. Os indivíduos ao longo do espectro exibem toda a gama de funcionamento intelectual e habilidades de linguagem.

As categorias são apresentadas no **Quadro 2.1**.

Como se pode observar, algumas categorias desapareceram na CID-11, quer pela descoberta do gene associado ao quadro (síndrome de Rett), quer pela não caracterização adequada como entidade nosográfica (síndrome de Asperger). Isso faz o grupo ficar ainda mais heterogêneo, implicando a indiferenciação de quadros clínicos totalmente diversos e dificultando diagnóstico e prognóstico.

QUADRO 2.1
CATEGORIAS DO TRANSTORNO DO ESPECTRO AUTISTA NA CID-11

Código	Nome	Descrição
6A02	Transtorno do espectro autista	O transtorno do espectro autista é caracterizado por déficits persistentes na habilidade de iniciar e manter interações sociais e comunicação social recíprocas, e por uma gama de padrões de comportamento, interesses ou atividades restritos, repetitivos e inflexíveis, que são claramente atípicos ou excessivos para a idade e o contexto cultural do indivíduo. O início do transtorno ocorre durante o período do desenvolvimento, tipicamente na primeira infância, mas os sintomas podem não se manifestar plenamente até mais tarde, quando as demandas sociais excedem as capacidades limitadas. Os déficits são graves o suficiente para causar prejuízos no funcionamento pessoal, familiar, social, educacional, ocupacional e em outras áreas importantes, e são, geralmente, uma característica generalizada do funcionamento do indivíduo, observável em todos os ambientes, podendo variar de acordo com o contexto social, educacional ou outro. Os indivíduos ao longo do espectro exibem toda a gama de funcionamento intelectual e habilidades de linguagem.
6A02.0	Transtorno do espectro autista sem transtorno do desenvolvimento intelectual e com deficiência leve ou inexistente da linguagem funcional	Todos os requisitos da definição de transtorno do espectro autista são preenchidos, o funcionamento intelectual e comportamento adaptativo estão pelo menos dentro da faixa média (aproximadamente maior do que o percentil 2,3), e há apenas deficiência leve ou inexistente na capacidade de o indivíduo usar linguagem funcional (falada ou sinalizada) para fins instrumentais, tal como para expressar necessidades ou desejos pessoais.
6A02.1	Transtorno do espectro autista com transtorno do desenvolvimento	Todos os requisitos das definições de transtorno do espectro autista e transtorno do desenvolvimento intelectual são preenchidos

[CONTINUA]

QUADRO 2.1
CATEGORIAS DO TRANSTORNO DO ESPECTRO AUTISTA NA CID-11

Código	Nome	Descrição
	intelectual com deficiência leve ou inexistente da linguagem funcional	e há apenas deficiência leve ou inexistente na capacidade de o indivíduo usar linguagem funcional (falada ou sinalizada) para fins instrumentais, tal como para expressar necessidades ou desejos pessoais.
6A02.2	Transtorno do espectro autista sem transtorno do desenvolvimento intelectual e com deficiência da linguagem funcional	Todos os critérios para transtorno do espectro autista são preenchidos, funcionamento intelectual e comportamento adaptativo estão pelo menos dentro da faixa média (aproximadamente maior do que o percentil 2,3), e há deficiência marcada da linguagem funcional (falada ou sinalizada) relativa à idade do indivíduo, que não é capaz de usar mais do que palavras isoladas ou frases simples para fins instrumentais, tal como para expressar necessidades e desejos pessoais.
6A02.3	Transtorno do espectro autista com transtorno do desenvolvimento intelectual e deficiência da linguagem funcional	Todos os critérios para transtorno do espectro autista e para transtorno do desenvolvimento intelectual são preenchidos e há deficiência marcada da linguagem funcional (falada ou sinalizada) relativa à idade do indivíduo, que não é capaz de usar mais do que palavras isoladas ou frases simples para fins instrumentais, tal como para expressar necessidades e desejos pessoais.
6A02.5	Transtorno do espectro autista com transtorno do desenvolvimento intelectual e com ausência de linguagem funcional	Todos os critérios para transtorno do espectro autista e para transtorno do desenvolvimento intelectual são preenchidos, e há completa ou quase completa ausência de habilidade, relativa à idade do indivíduo, para usar linguagem funcional (falada ou sinalizada) para fins instrumentais, como para expressar necessidades ou desejos pessoais.
6A02.Y	Outro transtorno especificado do espectro autista	

[CONTINUA]

QUADRO 2.1
CATEGORIAS DO TRANSTORNO DO ESPECTRO AUTISTA NA CID-11

Código	Nome	Descrição
6A02.Z	Transtorno do espectro autista, não especificado	

Fonte: World Health Organization.[9]

Além disso, a questão da deficiência intelectual (DI) associada passa a ser de extrema importância não somente naquilo que se refere ao diagnóstico, mas principalmente no que tange a prognóstico e tratamento. Assim, é importante caracterizar os diferentes níveis de DI frequentemente associados ao TEA (**Quadro 2.2**), a fim de que seja possível pensar melhor na questão do prognóstico e das propostas de atendimento.[10]

QUADRO 2.2
NÍVEIS DE DEFICIÊNCIA INTELECTUAL

Gravidade	Domínio conceitual	Domínio social	Domínio prático
Profunda	Habilidades conceituais envolvem mais o mundo físico do que processos simbólicos. O paciente usa objetos direcionados para metas de autocuidado, trabalho e recreação. Ocorrência concomitante de prejuízos motores e sensoriais impede o uso funcional de objetos.	Compreensão muito limitada das comunicações verbal e gestual. O paciente entende algumas instruções e ordens simples. Expressão de desejos e emoções por meio de comunicação não verbal e não simbólica. Aprecia relacionamentos com membros bem conhecidos da família. Reage por meio de pistas gestuais. Ocorrência	Depende de outros para as atividades da vida diária e segurança. Pode ajudar em algumas tarefas práticas. Expressa desejos e sentimentos por meio de comunicações não verbal e não simbólica. Recreação com apoio. Ocorrência de prejuízos motores e sensoriais impede atividades domésticas, recreativas e profissionais.

[CONTINUA]

QUADRO 2.2
NÍVEIS DE DEFICIÊNCIA INTELECTUAL

Gravidade	Domínio conceitual	Domínio social	Domínio prático
		de prejuízos motores e sensoriais impede atividades sociais.	Comportamentos mal-adaptativos presentes em menor parte dos pacientes.
Grave	Alcance limitado de habilidades conceituais. Pouca compreensão de linguagem escrita e conceitos. Cuidadores proporcionam grande apoio para os problemas ao longo da vida.	Linguagem falada limitada ao nível de vocabulário; gramática com foco no aqui e agora. Usada para comunicação social mais do que para explicações. Paciente entende discursos e comunicação gestual simples. Relações familiares são fonte de prazer e ajuda.	Necessita de apoio para atividades da vida diária e supervisão em todos os momentos. Não é capaz de decidir quanto a seu bem-estar. Necessidade de apoio para a vida social, doméstica e profissional. Comportamentos mal-adaptativos, inclusive com autolesão em menor parte dos pacientes.
Moderada	Diferenças conceituais evidentes. Dificuldades e lentidão em habilidades acadêmicas. Progressos lentos, com limitações marcantes, em leitura, escrita, matemática, tempo ou dinheiro. Necessidade de apoio para trabalho em tarefas que demandem habilidades conceituais e comunicacionais. Necessidade de	Diferenças marcantes no que se refere a comportamento social e comunicação. Linguagem como recurso primário para comunicação social, embora menos complexa. Não percebe nem interpreta adequadamente pistas sociais. Julgamento e capacidade decisória limitadas demandam a ajuda de cuidadores. Amizades afetadas	Dá conta de necessidades pessoais, embora, às vezes, demande treino prolongado. Igualmente em atividades domésticas, quando adulto. Necessidade de apoio para trabalho em tarefas que demandem habilidades conceituais e comunicacionais. Atividades recreativas demandam treino e supervisão. Comportamentos

[CONTINUA]

QUADRO 2.2
NÍVEIS DE DEFICIÊNCIA INTELECTUAL

Gravidade	Domínio conceitual	Domínio social	Domínio prático
	assistência contínua diária para tarefas elementares cotidianas, com outras pessoas podendo assumir totalmente essas responsabilidades.	pelos déficits. Necessidade de apoio social e de comunicação para trabalhar.	mal-adaptativos em menor parte dos pacientes, causando problemas sociais.
Leve	Pré-escolar sem diferenças conceituais óbvias. Dificuldades em habilidades acadêmicas que envolvam escrita, matemática, leitura, tempo ou dinheiro, sendo necessário apoio. Em adultos, pensamento abstrato e funções executivas, memória em curto prazo e uso funcional de habilidades acadêmicas. Abordagem concreta de problemas e soluções comparáveis a indivíduos da mesma faixa etária.	Imaturo nas relações sociais. Dificuldade em perceber pistas sociais com precisão. Conversação, comunicação e linguagem são mais concretas e imaturas. Dificuldades na regulação da emoção e do comportamento de modo adequado, percebidas pelos pares. Compreensão limitada dos riscos em situações sociais, julgamento social imaturo, aumento dos riscos de modo geral.	Funcionamento de acordo com a idade quanto a cuidados pessoais. Precisa de apoio em tarefas complexas nas atividades da vida diária. Quando adulto, demanda apoio para resolver problemas domésticos e pessoais. Juízo referente a recreação e bem-estar demanda apoio. Pode trabalhar em atividades que não demandem habilidades conceituais. Demanda apoio para tomada de decisões, profissão e constituição familiar.

Fonte: American Psychiatric Association.[7]

2 COMO FAZER O DIAGNÓSTICO DO TRANSTORNO DO ESPECTRO AUTISTA?

O diagnóstico do TEA é eminentemente clínico, dependendo de anamnese e exame objetivo neuropsiquiátrico (desenvolvimento, avaliação física, neurológica e psiquiátrica), não devendo ser realizado somente a partir do preenchimento mecânico de critérios. Entretanto, para sua complementação, faz-se necessária uma série de outros exames, ainda que nem todos sejam passíveis de serem realizados de maneira sistemática.

Uma avaliação detalhada e completa compreende todos os itens listados a seguir:

- Instrumentos específicos que, embora não definam o diagnóstico, servem de rastreamento e de sistemas de suporte diagnóstico, lembrando sempre que o diagnóstico é eminentemente clínico.
  - Lista de Checagem de Comportamento Autístico (ABC)
  - Entrevista Diagnóstica para Autismo Revisada (ADI-R)
  - Protocolo de Observação para Diagnóstico de Autismo (ADOS ou ADOS-2)
  - Questionário de Triagem para Autismo (ASQ)
  - Avaliação de Traços Autísticos (ATA)
  - Avaliação de Tratamentos do Autismo (ATEC)
  - Escala de Avaliação para Autismo Infantil (CARS)
  - Gilliam Autism Rating Scale (GARS-2)
  - Escala para Rastreamento de Autismo Revisada (M-CHAT-R/F)
  - Perfil Psicoeducacional (PEP-3)
  - Sistema de Avaliação do Transtorno do Espectro Autista (PROTEA-R)
- Avaliação auditiva e de linguagem, visando descartar déficits auditivos graves.
- Avaliação oftalmológica, objetivando descartar déficits visuais graves.
- Estudo genético.
- Estudos de neuroimagem.
- Eletroencefalografia (EEG), para verificar epilepsia, presente em mais de 40% dos casos, incluindo-se a síndrome de Landau-Kleffner.
- Potenciais evocados auditivos, consistindo no registro da atividade elétrica que ocorre no sistema auditivo, da orelha interna até o tronco encefálico, decorrente da apresentação de um estímulo acústico.
- Triagem para erros inatos de metabolismo (EIM), que são doenças de natureza genética que geralmente correspondem a um defeito enzimá-

tico e que são capazes de acarretar a interrupção de uma via metabólica, ocasionando alguma falha de síntese, degradação, armazenamento ou transporte de moléculas no organismo.
- Psicometria
    - Avaliações de desenvolvimento
    - Motor
    - Mental não verbal
    - Cognição sensório-motora
    - Eficiência intelectual
    - Sociabilidade e comportamento adaptativo
    - Avaliações de personalidade
    - Instrumentos específicos para diferentes funções

3 | EPIDEMIOLOGIA DO TRANSTORNO DO ESPECTRO AUTISTA

Os sinais e sintomas do TEA surgem antes dos 3 anos de idade e, em cada 10 mil crianças, cerca de 4 ou 5 apresentam o transtorno, com predomínio em indivíduos do sexo masculino (3:1 ou 4:1). Estudos de prevalência de transtornos comórbidos apresentam grandes diferenças em termos de categorias e critérios diagnósticos, faixa etária, área de distribuição geográfica e fontes de dados. Uma grande revisão dos estudos publicados até 2012 evidenciou discrepâncias entre as prevalências encontradas, porém, de forma geral, as estimativas variaram entre 0,19/1.000 e 11,6/1.000, com uma prevalência mediana de 1/1.000 para TEA e de 6,16/1.000 para transtorno invasivo do desenvolvimento. Considerando-se a categoria transtorno invasivo do desenvolvimento, a prevalência mediana foi similar àquela encontrada nos Estados Unidos para TEA em geral para o período de 2000-2002, porém bastante inferior às estimativas posteriores até 2006.[11]

Uma revisão mais recente, incluindo estudos de prevalência publicados a partir de 2014, reuniu 13 estudos realizados na Europa, 4 no Oriente Médio, 11 nas outras regiões da Ásia, 1 na Austrália e 4 na América do Norte, sendo que não foram encontrados estudos referentes a África, América Central e América do Sul.[11]

Considerando-se a incidência, as estimativas iniciais sugeriam o valor de 4/10.000, porém, a taxa considerada atualmente é de 30 a 60/10.000, com cerca de um quarto dos casos preenchendo os critérios para TEA infantil. Esses números são provenientes de estudos de diversas partes do mundo (**Quadro 2.3**),

QUADRO 2.3
SÍNTESE DA VARIAÇÃO DAS ESTIMATIVAS DE PREVALÊNCIA DE TRANSTORNOS RELACIONADOS AO TRANSTORNO DO ESPECTRO AUTISTA ENCONTRADAS EM ESTUDOS PUBLICADOS A PARTIR DE 2014, SEGUNDO REGIÃO GEOGRÁFICA

Região geográfica	Variação das taxas de prevalência (casos por 1.000)
Europa	4,2-31,3
Oriente Médio	1,1-15,3
Ásia	0,8-93,0
Austrália	14,1-25,2
América do Norte	8,7-18,5

Fonte: Chiarotti e Venerosi.[11]

devendo-se ressaltar que não é possível obter uma taxa absolutamente precisa, devido à incerteza quanto aos limites do espectro, sendo que grande parte do aumento de incidência observado nas últimas décadas deve-se a maior sensibilidade diagnóstica, bem como a ampliação do conceito de TEA. Deve-se ainda considerar que a maior diferença em relação às estimativas originais relaciona-se ao diagnóstico em indivíduos com um quociente de inteligência (QI) não verbal dentro da faixa da normalidade.[12]

Durante as últimas décadas, segundo o Centers for Disease Control and Prevention (CDC), dos Estados Unidos, a incidência de casos cresceu – 1 em cada 54 crianças teria, em 2016, diagnóstico de TEA aos 8 anos (aumento de quase 10% em relação a 2014 – 1:59), sem diferenças nas taxas de prevalência entre crianças negras e brancas. O número de crianças que passaram por uma triagem de desenvolvimento aos 3 anos aumentou de 74 para 84%, sinal de progresso potencial em direção a uma triagem mais precoce e mais consistente por profissionais da saúde ou, a nosso ver, em direção a um diagnóstico mais superficial. Os meninos têm quatro vezes mais chances de serem diagnosticados do que as meninas, mantendo-se este número estável em relatórios anteriores.[13]

Trabalhos recentes referem as incidências conforme apresentado no **Quadro 2.4**.[14]

O CDC, em estudo de 2020, sugere a prevalência de 1 em cada 36 crianças com 8 anos, como apresentando o quadro.[13]

QUADRO 2.4
ESTIMATIVAS DE INCIDÊNCIA DE TEA EM DIFERENTES REGIÕES DO MUNDO

Região	Incidência
Centro de Portugal	0,5%
Plodiv (Bulgária)	0,27%
País Basco	0,59%[15]
Varsóvia (Polônia)	0,69%
Romênia	0,72%
Pisa (Itália)	1,15%[16]
França, Dinamarca, Finlândia e Islândia	0,48-3,3%[17]

Fonte: Rasga.[14]

Como se pode verificar, a incidência do quadro é variável conforme a região citada, provavelmente em decorrência da metodologia e dos conceitos diagnósticos utilizados.

4 COMORBIDADES

Ao falarmos em comorbidades, não devemos confundi-las com diagnóstico diferencial ou com sintomas do próprio quadro de base. É preciso lembrar do axioma que refere que um bom diagnóstico inclui a maior parte dos sintomas apresentados.

Falamos em comorbidades quando duas doenças ocorrem simultaneamente, ou seja, há duas ou mais doenças em um mesmo paciente ao mesmo tempo. Elas podem ser divididas em patogênicas (quando etiologicamente relacionadas), diagnósticas (quando as manifestações da doença associada forem similares à doença primária) e prognósticas (quando a doença predispõe o desenvolvimento de outras condições).

No TEA, as comorbidades, sejam elas genéticas ou ambientais, são detectadas em cerca de 20% dos indivíduos em amostras não selecionadas, com diferentes fatores associados, tanto de caráter de exposição pré-natal a teratógenos e complicações pré-natais (prematuridade, anoxia, infecções ou outros quadros) quanto síndromes genéticas cromossômicas ou gênicas, sendo a maior comorbidade representada pelas síndromes genéticas.[18]

Para Matson e Goldin,[19] as comorbidades mais encontradas na literatura referem-se a quatro categorias:

A   condições físicas;
B   condições mentais (transtorno de déficit de atenção/hiperatividade [TDAH], transtornos do sono e de ansiedade, e comportamento infrator);
C   comportamentos desafiadores;
D   DI – sendo a mais importante e estando, muitas vezes, associada aos transtornos da linguagem.

A ocorrência das comorbidades aumenta ou diminui conforme a idade da primeira avaliação. Deve-se considerar, entretanto, que são extremamente comuns as comorbidades no TEA, comorbidades essas que se estendem de alterações genéticas e deficiência intelectual a diferentes tipos de alterações comportamentais (sono, agressividade, controle de impulsos), bem como a quadros psicopatológicos específicos como, por exemplo, transtornos do humor, o que mostra tanto uma grande variabilidade nessas comorbidades como, conforme nosso pensamento, uma extrema inespecificidade dos conceitos e das associações.

Doshi-Velez e colaboradores[20] referem grandes grupos de comorbidades:

A   epilepsia (com prevalência de 77,5% em seu estudo);
B   alterações em multissistemas, incluindo o gastrointestinal (prevalência de 24,3% com correlação positiva com as convulsões), auditivo e infecções (prevalência de 87,8%);
C   alterações psiquiátricas (prevalência de 33%) sem correlação com os
D   quadros epilépticos.

5 | QUAIS OS NÍVEIS DE GRAVIDADE APRESENTADOS PELO TRANSTORNO DO ESPECTRO AUTISTA?

Conforme o DSM-5-TR,[7] os níveis de gravidade sobre os quais se pautarão os projetos terapêuticos são considerados conforme apresentado no **Quadro 2.5**. Cabe lembrar que, mesmo em níveis de comprometimento considerados leves, sistemas de suporte se fazem necessários.

QUADRO 2.5
NÍVEIS DE GRAVIDADE DO TRANSTORNO DO ESPECTRO AUTISTA CONFORME O DSM-5-TR

Nível de gravidade	Comunicação social	Comportamentos restritivos e repetitivos
Nível 3 "Exigindo apoio muito substancial"	Déficits graves nas habilidades de comunicação social verbal e não verbal causam prejuízos graves de funcionamento, grande limitação em dar início a interações sociais e resposta mínima a aberturas sociais que partem de outros. Por exemplo, uma pessoa com fala inteligível de poucas palavras que raramente inicia as interações e, quando o faz, tem abordagens incomuns apenas para satisfazer a necessidades e reage somente a abordagens sociais muito diretas.	Inflexibilidade de comportamento, extrema dificuldade em lidar com a mudança ou outros comportamentos restritos/repetitivos interferem acentuadamente no funcionamento em todas as esferas. Grande sofrimento/dificuldade para mudar o foco ou as ações.
Nível 2 "Exigindo apoio substancial"	Déficits graves nas habilidades de comunicação social verbal e não verbal;prejuízos sociais aparentes mesmo na presença de apoio; limitação em dar início a interações sociais e resposta reduzida ou anormal a aberturas sociais que partem de outros. Por exemplo, uma pessoa que fala frases simples, cuja interação se limita a interesses especiais reduzidos e que apresenta comunicação não verbal acentuadamente estranha.	Inflexibilidade do comportamento, dificuldade de lidar com a mudança ou outros comportamentos restritos/repetitivos aparecem com frequência suficiente para serem óbvios ao observador casual e interferem no funcionamento em uma variedade de contextos. Sofrimento e/ou dificuldade de mudar o foco ou as ações.
Nível 1 "Exigindo apoio"	Na ausência de apoio, déficits na comunicação social causam prejuízos notáveis. Dificuldade para iniciar interações sociais e exemplos claros de	Inflexibilidade de comportamento causa interferência significativa no funcionamento em um ou mais contextos. Dificuldade em trocar de atividade. Problemas para

[CONTINUA]

QUADRO 2.5
NÍVEIS DE GRAVIDADE DO TRANSTORNO DO ESPECTRO AUTISTA CONFORME O DSM-5-TR

Nível de gravidade	Comunicação social	Comportamentos restritivos e repetitivos
	respostas atípicas ou sem sucesso a aberturas sociais dos outros. Pode parecer apresentar interesse reduzido por interações sociais. Por exemplo, uma pessoa que consegue falar frases completas e envolver-se na comunicação, embora apresente falhas na conversação com os outros e cujas tentativas de fazer amizades são estranhas e comumente malsucedidas.	organização e planejamento são obstáculos à independência.

Fonte: American Psychiatric Association.[7]

6 | QUAL O TRATAMENTO PROPOSTO PARA O TRANSTORNO DO ESPECTRO AUTISTA?

6.1 PSICOFARMACOTERAPIA

Utilizada em cerca de um terço das pessoas com TEA, somente em sintomas-alvo, a psicofarmacoterapia segue estas seguintes regras:

1. Identificar os sintomas-alvo, habitualmente agitação psicomotora, auto e heteroagressividade, alterações psiquiátricas comórbidas.
2. Escolher a melhor droga.
3. Explicar aos pais e, quando possível, ao paciente, as razões do uso da medicação.
4. Informar sobre os possíveis efeitos colaterais.
5. Informar que a dosagem inicial é baixa e que deve ser aumentada gradativamente.
6. Seguimento a intervalos breves.
7. Não iniciar outros tratamentos simultâneos.

Atualmente, há evidências estabelecidas para os sintomas-alvo e drogas conforme o **Quadro 2.6**.[22]

Os tratamentos com piridoxina, ácido fólico, melatonina e secretina, bem como as abordagens dietéticas e cirúrgicas, não parecem mostrar embasamento a partir de trabalhos metodologicamente bem estruturados.[22]

6.2 REABILITAÇÃO

Trata-se de uma abordagem psicossocial que inclui:

- Aconselhamento familiar realizado por terapeuta de família dentro das mais diversas correntes existentes.

QUADRO 2.6
PRINCIPAIS DROGAS E SINTOMAS-ALVO NO TRANSTORNO DO ESPECTRO AUTISTA

Sintoma	Droga	Dose
Agressão/irritabilidade	Haloperidol Risperidona Aripiprazol	0,25-4 mg/dia 0,5-3 mg/dia 3-15 mg/dia
Ansiedade	Buspirona Sertralina	Dados insuficientes
Insônia	Melatonina	1-3 mg/dia Dados preliminares
Agitação e hiperatividade	Metilfenidato Haloperidol Risperidona Aripiprazol	0,25-0,30 mg/kg/dia 0,25-4 mg/dia 0,5-3 mg/dia 3-15 mg/dia Dados promissores
Comportamentos repetitivos	Haloperidol Risperidona Aripiprazol	0,25-4 mg/dia 0,5-3 mg/dia 3-15 mg/dia
Comunicação social	Metilfenidato Risperidona	Dados insuficientes
Automutilação	Naltrexona	Dados insuficientes

Fonte: Siegel.[21]

- Atendimento odontológico.
- Atendimento psicológico visando ao desenvolvimento de habilidades sociais, as quais se constituem em uma classe geral de comportamentos que apresentam grande probabilidade de produzir consequências reforçadoras para o próprio indivíduo e para as demais pessoas do grupo social. O trabalho é realizado principalmente em nível cognitivo-comportamental conforme o prejuízo da população atendida.
- Treinamento de integração sensorial e de habilidades de vida diária realizado por terapeuta ocupacional.
- Terapia fonoaudiológica visando à ampliação de habilidades de atenção compartilhada, reciprocidade social, regulação do comportamento e das emoções, linguagem e habilidades cognitivas relacionadas, estratégias mediadoras da linguagens verbal e não verbal. Ainda, pode ser desenvolvido padrão de comunicação alternativa, ampliada com o uso integrado de componentes, o que pode melhorar a produção verbal de pacientes com transtornos do desenvolvimento por meio de comunicação por sinais manuais, escrita e saída de voz (computadorizada) ou de figuras (Picture Exchange Communication System [PECS]).
- Escola inclusiva e/ou de educação especial, com material adaptado, professores treinados e profissionais de apoio escolar ou acompanhantes especializados sempre que necessário. Destaca-se como possibilidade o método TEACCH, criado em 1964 na Universidade da Carolina do Norte, que tem como principais características uma estrutura física que favorece a compreensão da atividade desenvolvida, bem como uma programação da rotina de acordo com o desenvolvimento individual (período de atenção e diversificação das atividades). A apresentação da rotina é realizada a partir de objetos concretos, figuras, símbolos e escrita que se constituem como sistemas de trabalho para estimular a realização de tarefas com entendimento e intenção a partir de apoio visual, sendo as atividades organizadas da mais simples para a mais complexa, da esquerda para a direita, com emparelhamento de cores, símbolos e palavras. O treino nesse modelo é efetuado *in loco* com mediadores treinados.

3
ROTEIRO DE ATENDIMENTO

Considerando-se as diferentes idades e as diferentes características dessa população, sugerimos aquilo que seria um roteiro adequado e detalhado para a estruturação de programas de atendimento.

Uma vez realizado o diagnóstico multiaxial, por meio de equipe padrão e instrumentos definidos e padronizados, será feito encaminhamento a escolas e outros aparelhos destinados ao atendimento de acordo com os recursos existentes e que sejam demandados pelas crianças, adolescentes ou adultos em questão, conforme avaliação preestabelecida.

Para que esses encaminhamentos se processem, sugerimos que as famílias tenham condições físicas e psíquicas (verificadas após avaliação padronizada) a fim de garantir a frequência e o deslocamento até as unidades em questão. Creches, escolas e programas de profissionalização devem ter condições de fornecer, além do programa específico e característico, a estimulação adequada e definida, bem como os treinos de sociabilidade conceituados como treino das principais habilidades de socialização com pares, familiares e figuras de autoridade.

O treino de funções executivas, muitas vezes já incluído no treinamento de habilidades sociais, implica o ensino de estratégias de conduta, de organização e de controle de impulsos (adiamento da gratificação, que não necessita ser imediata para que o comportamento se mantenha). Considerando-se as características da população em questão, essas habilidades deverão ser trabalhadas constantemente, e nem todas as pessoas conseguirão ter desenvolvimento satisfatório. Entretanto, deve ficar claro que seu treinamento é de fundamental importância em todas as fases, embora com maior ênfase nas crianças em idade escolar e em programas de profissionalização.

O modelo de atenção pode ser proposto conforme apresentado no **Quadro 3.1**. Na **Figura 3.1**, esse projeto terapêutico pode ser visualizado de maneira genérica. Ver, também, os Grupos 1 a 4, nos **Quadros 3.2** a **3.5**, respectivamente.

QUADRO 3.1
TIPOS DE ATENÇÃO, OBJETIVOS E ESTRATÉGIAS NO TRANSTORNO DO ESPECTRO AUTISTA

Nível de atenção	Objetivos	Estratégias
Prevenção e inclusão	Promover conhecimentos sobre o TEA em suas várias apresentações, bem como suas várias possibilidades de abordagem e desempenho, evitando-se considerá-lo somente como quadro de bom prognóstico.	Educação parental, visitação domiciliar; desenvolvimento de habilidades para a vida; inclusão e respeito às pessoas com limitações física, neurológica e psíquica. Triagem para fatores de risco psicossociais. Corresponde à educação da comunidade e das escolas com vistas ao reconhecimento dessa população e o estabelecimento de sistemas de suporte necessários.
Primária	Enfrentamento das discriminações e da intolerância, bem como oferecimento de oportunidade de diagnóstico e tratamentos precoces e eficazes.	Diagnósticos médico, odontológico e multidisciplinar visando ao esclarecimento do nível de comprometimento e do grau de necessidades. Serviços de estimulação sensório-motora e de orientação aos pais. Corresponde a atendimento complementar ao desenvolvido em ambiente pré-escolar com o qual interage, por meio de equipes multidisciplinares compostas por fonoaudiologia,

[CONTINUA]

QUADRO 3.1
TIPOS DE ATENÇÃO, OBJETIVOS E ESTRATÉGIAS NO TRANSTORNO DO ESPECTRO AUTISTA

Nível de atenção	Objetivos	Estratégias
		terapia ocupacional e psicologia. Pré-escolas adequadas interagindo com as equipes de suporte, com mediação, se necessário.
Secundária	Atendimento em serviços ambulatoriais e institucionais de maior complexidade. Frequência a escolas e sistemas de suporte.	Atendimento médico especializado periódico visando ao controle de comorbidades e alterações comportamentais significativas, bem como verificação de evolução. Atendimento multiprofissional, incluindo odontologia, fonoaudiologia, terapia ocupacional, psicologia e psicopedagogia, a partir da evolução e da avaliação médica de controle. Escolas adequadas, com possibilidade de mediadores e orientação dos profissionais que fazem o sistema de suporte, prática de esportes e de artes. Prevenção à violência em comunidade escolar com palestras e campanhas de prevenção direcionadas aos demais alunos.
Terciária	Trabalho, inserções familiar e social, vida independente ou protegida.	Atendimento médico periódico visando ao controle de comportamentos e comorbidades. Acompanhamento profissional com odontologistas e psicólogos específicos. Lares protegidos e supervisionados com acompanhamento em psicologia, terapia ocupacional e fisioterapia conforme as necessidades detectadas pelo acompanhamento médico. Acompanhamento com equipe de saúde mental. Grupos de apoio especializados.

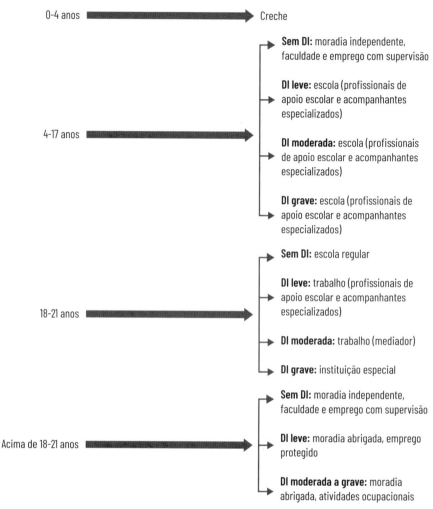

FIGURA 3.1
FLUXOGRAMA DE PROJETO DE HABILITAÇÃO.

QUADRO 3.2
RECURSOS PROPOSTOS CONSIDERANDO-SE INTELIGÊNCIA E FUNCIONALIDADE
(SEM DEFICIÊNCIA INTELECTUAL)

Idade	Sintomatologia	Prejuízo intelectual	Funcionalidade	Recurso proposto
0-4 anos	TEA	Sem DI (embasar-se no desenvolvimento neuropsicomotor)	> 70 (ver CGAS - DSM-IV-TR)*	Creche (20-40 horas com programa de estimulação incluso, se necessário, com fisioterapeuta, fonoaudiólogo, terapeuta ocupacional e psicólogo)
4-17 anos	TEA	Sem DI	> 70 (ver CGAS - DSM-IV-TR)	Escola regular (20 horas) + treino de sociabilidade + treino de funções executivas (psicólogo, reforço pedagógico); eventualmente reabilitador
Maior de 18 anos	TEA	Sem DI	> 70 (ver CGAS - DSM-IV-TR)	Treino profissionalizante com reabilitador profissional + treino de sociabilidade + treino de funções executivas (psicologia); profissionalização adequada; residências sob supervisão

* Escala de funcionalidade apresentada pelo DSM-IV-TR.[23]

QUADRO 3.3
RECURSOS PROPOSTOS CONSIDERANDO-SE INTELIGÊNCIA E FUNCIONALIDADE (DEFICIÊNCIA INTELECTUAL LEVE)

Idade	Sintomatologia	Prejuízo intelectual	Funcionalidade	Recurso proposto
0-4 anos	TEA	DI leve	50-70 (ver CGAS* - DSM-IV-TR)	Creche (40 horas) associada a programa de estimulação com fonoaudiólogo, psicólogo e terapeuta ocupacional se necessário
4-17 anos	TEA	DI leve	50-70 (ver CGAS - DSM-IV-TR)	Escola regular (20 horas) + treino de funções executivas + treino de sociabilidade (psicologia) + treino pedagógico + fonoaudiologia e terapia ocupacional se necessário + treino de atividade da vida diária
Maior de 18 anos	TEA	DI leve	50-70 (ver CGAS - DSM-IV-TR)	Treino profissionalizante com reabilitador profissional + treino de funções executivas + treino de sociabilidade (psicologia); profissionalização; residências

* Escala de funcionalidade apresentada pelo DSM-IV-TR.[23]

QUADRO 3.4
RECURSOS PROPOSTOS CONSIDERANDO-SE INTELIGÊNCIA E FUNCIONALIDADE (DEFICIÊNCIA INTELECTUAL MODERADA)

Idade	Sintomatologia	Prejuízo intelectual	Funcionalidade	Recurso proposto
0-4 anos	TEA	DI moderada	< 50 (ver CGAS - DSM-IV-TR)*	Creche (40 horas) com programa de estimulação (psicólogo, fonoaudiólogo e terapeuta ocupacional se necessário)
4-17 anos	TEA	DI moderada	< 50 (ver CGAS - DSM-IV-TR)	Escola regular com mediador (20 horas) ou escola especializada** + treino de funções executivas + treino de sociabilidade (psicologia) + treino pedagógico + treino de atividade da vida diária (fonoaudiologia e terapia ocupacional se necessário)
Maior de 18 anos	TEA	DI moderada	< 50 (ver CGAS - DSM-IV-TR)	Treino profissionalizante com reabilitador profissional + treino de funções executivas + treino de sociabilidade (psicologia); atividades ocupacionais; residências protegidas

* Escala de funcionalidade apresentada pelo DSM-IV-TR.[23]
** Não se trata de modelos de exclusão, mas de programas capazes de oferecer ao indivíduo com TEA melhores condições de desenvolvimento (ver Brasil[24]).

QUADRO 3.5
RECURSOS PROPOSTOS CONSIDERANDO-SE INTELIGÊNCIA E FUNCIONALIDADE (DEFICIÊNCIA INTELECTUAL GRAVE E PROFUNDA)

Idade	Sintomatologia	Prejuízo intelectual	Funcionalidade	Recurso proposto
0-4 anos	TEA	DI grave	< 50 (ao CGAS)*	Creche (40 horas) com programa de estimulação com psicólogo, fonoaudiólogo e terapeuta ocupacional se necessário
4-17 anos	TEA	DI grave	< 50	Escola especializada** + treino de comportamentos (psicologia, fonoaudiologia e terapia ocupacional ou pedagogia) se necessário + treino de atividade da vida diária
Maior de 18 anos	TEA	DI grave	< 50	Treino ocupacional + treino de comportamentos; atividades ocupacionais; residências abrigadas

* Escala de funcionalidade apresentada pelo DSM-IV-TR.[23]
** Mínimo de 20 horas semanais conforme a Lei nº 12.796, de 2013.[25]

1 | DIAGNÓSTICO E TERAPÊUTICA DO TRANSTORNO DO ESPECTRO AUTISTA DE 0 A 4 ANOS

Embora o diagnóstico não seja simples na infância, principalmente entre 0 e 2 anos, pois as crianças apresentam comportamentos sensório-motores, o que dificulta a avaliação de sociabilidade, linguagem e comportamentos imaginativos caracterizados pelas atividades ritualística e repetitiva, ele pode ser realizado precocemente a partir de avaliação clínica que considere os sinais dispostos no **Quadro 3.6**.[26-28]

QUADRO 3.6
SINAIS PRECOCES DO TRANSTORNO DO ESPECTRO AUTISTA

A. Atraso no desenvolvimento da comunicação	A.1 Regressão de linguagem com perda de palavras previamente adquiridas (20-30% dos cuidadores)
	A.2 Regressão das habilidades de linguagem (IM = 25 meses ± 6,19)
	A.3 Alteração de marcadores pré-linguísticos
	A.4 Atraso e peculiaridades no desenvolvimento da linguagem
	A.5 Atraso na comunicação gestual
	A.6 Atraso no balbucio
	A.7 Padrões gestuais pré-linguísticos
	A.7.1 Gestos icônicos ligados ao discurso servindo para ilustrar o que foi dito
	A.7.2 Gestos indicativos (*deictic gestures*) - aponta
	A.7.3 Marcadores - pouco frequentes no TEA - atitudes culturais - carona
	A.7.4 *Speech beats* - menos frequentes no TEA - sem conteúdo semântico, acompanham a fala, reforçando-a
B. Comprometimentos no desenvolvimento social	B.1 Pouco contato ocular
	B.2 Falta de orientação ao ser chamado pelo nome
	B.3 Falta de engajamento em interações sociais, sobretudo habilidades de atenção compartilhada

[CONTINUA]

QUADRO 3.6
SINAIS PRECOCES DO TRANSTORNO DO ESPECTRO AUTISTA

	B.4 Declínio, a partir dos 6 meses, da frequência de olhar para faces, sorriso social e vocalizações
	B.5 Interação: fica apavorado quando em pequenos grupos
	B.6 Olhar/sorriso – não olha
	B.7 Não responde à separação dos pais
	B.8 Ansiedade, medo ou indiferença no contato com as pessoas
	B.9 Passagem súbita da passividade alarmante à irritabilidade marcada
	B.10 Falta de engajamento em atividades lúdicas
	B.11 Ausência de sorriso social
	B.12 Diminuição da expressão facial
	B.13 Diminuição de respostas afetivas
	B.14 Alterações no desenvolvimento sensório-motor
	B.15 Anormalidades no desenvolvimento precoce de padrões atencionais visuais (12 meses) – alterações de *eye-tracking**
C. Alterações no brincar, no desenvolvimento motor, na alimentação e no sono	C.1 Brincadeiras repetitivas – gira rodas rapidamente
	C.2 Rituais e interesses circunscritos – memorizar livros
	C.3 Maneirismos e estereotipias**
	C.4 Hipotonia
	C.5 Diminuição da imitação espontânea
	C.6 Déficit em apontar e mostrar
	C.7 Baixo nível de atividade

* Rastreamento ocular: processo de medir o ponto do olhar ou o movimento de um olho em relação à cabeça.
** Estereotipias são movimentos rítmicos, repetitivos e autoestimulatórios, ao passo que maneirismos correspondem a movimentos bizarros.

Fonte: Mansur et al.;[26] Hormercher et al.;[27] Moraes et al.[28]

O atendimento dessa população se dará predominantemente em programas de tipo "creche", que deverão ser acompanhados por projetos de estimulação, com supervisão de profissionais adequados (fisioterapeuta, fonoaudiólogo, terapeuta ocupacional, psicólogo), estabelecimento de metas anuais e avaliações semestrais (início e fim de ano) visando à verificação de objetivos alcançados. O alcance ou não de objetivos implicará a renovação, ou não, da continuação do atendimento da forma estruturada anteriormente. Sugerimos que essas avaliações sejam realizadas por equipes padrão, treinadas e dependentes da entidade mantenedora. Os projetos de estimulação pressupõem a elaboração de um projeto, considerando-se, após a avaliação previamente realizada, os aspectos apresentados na **Figura 3.2**.

Respeitando-se as características de quanto se deve trabalhar com a criança (lembrando que conseguem ser atendidas por pequeno período), onde isso ocorre (em casa ou na própria creche) e quais as sequências de atividades para que se atinja o objetivo proposto e que seja passível de mensuração, temos a ideia de estimulação que, de maneira geral, visa ao desenvolvimento e aquisição de:

A capacidades sensório-motoras como passo básico ao desenvolvimento de outras capacidades, facilitando a exploração do mundo circundante e a reação a ele;
B controle adequado dos movimentos e posturas necessário para satisfação de suas necessidades básicas;
C possibilidades cognitivas a partir do conhecimento e da exploração do ambiente;
D capacidade comunicacional e emocional;
E hábitos básicos no cuidado de si mesmo;
F novos conhecimentos e experiências.

Podemos, então, pensá-la como desenvolvimento de funções básicas conforme apresentado no **Quadro 3.7**.

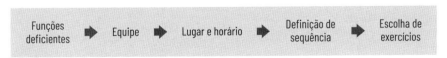

FIGURA 3.2
ESTABELECIMENTO DE PROJETO DE ESTIMULAÇÃO.

QUADRO 3.7
SISTEMAS ENVOLVIDOS E OBJETIVO DA ESTIMULAÇÃO

Sistema envolvido	Objetivo
Visão	• Discriminação figura-fundo • Identificação constância de forma
Fala	• Estocagem de informações • Compreensão • Integração • Formulação de ideias • Vocabulário
Psicomotricidade	• Controle tônico-postural • Equilíbrio • Lateralidade • Noção de corpo no espaço
Socialização	• Atividade lúdica • Participação social • Atenção seletiva

Fonte: Elaborado com base em Queirós.[29]

2 | DIAGNÓSTICO E TERAPÊUTICA DO TRANSTORNO DO ESPECTRO AUTISTA DE 4 A 6 ANOS

Ao avaliar crianças nessa faixa etária, é preciso observar os aspectos apresentados no **Quadro 3.8**.

Além dessa observação, que pode ser estendida inclusive para idades mais avançadas, cabe pensar nas dificuldades da criança em relação ao jogo simbólico, considerando que ela, durante seu desenvolvimento, habitualmente estrutura os padrões de manuseio de objetos que precedem ao jogo simbólico, conforme o **Quadro 3.9**.

É interessante considerar essa sequência em idades menores, uma vez que, nesse momento, a criança já é capaz de estabelecer jogo simbólico a partir da imitação de modelos ausentes após passagem significativa de tempo. Assim, ela "brinca de servir o café" ou de "fazer o bebê dormir" com significado.

Aqui, a programação proposta é de pré-escola, que corresponde a uma fase preparatória para que a criança entre na escola e passe a ter contato com as dis-

QUADRO 3.8
ASPECTOS MAIS E MENOS IDENTIFICÁVEIS EM CRIANÇAS DE 4 A 6 ANOS COM TRANSTORNO DO ESPECTRO AUTISTA

Aspectos mais identificáveis	Aspectos menos identificáveis
Memória para listas de palavras	Memória para frases
Memória para itens desconexos	Memória para itens relacionados
Repetições sem sentido	Repetições com sentido
Imposição de padrões	Detecção de padrões
Quebra-cabeças pela forma	Quebra-cabeças pelo conteúdo
Classificar rostos pelos complementos	Classificar rostos pela emoção
Reconhecimento de rostos invertidos	Reconhecimento de rostos em posição normal
Jogo estruturado elicitado, aprendido e repetido	Jogo de ficção espontâneo, jogo simbólico
Gestos instrumentais	Gestos expressivos
Falar dos desejos e das emoções básicas	Falar das crenças e das ideias (com significados)
Usar as pessoas como instrumentos	Usar as pessoas como receptoras de informação
Mostrar sociabilidade ativa, por aprendizado	Mostrar sociabilidade interativa a partir da observação do outro

Fonte: Elaborado com base em Happé.[6]

ciplinas tradicionais, como matemática, língua portuguesa e ciências. Embora nesse período os alunos iniciem as tentativas de desenho das letras e se familiarizem com os números, esse não deve ser o objetivo primordial nas crianças das quais falamos. Mais importante é o estímulo dos sentidos, da interação social e de outras capacidades em desenvolvimento, valendo-se da presença de brincadeiras e jogos visando à independência, à autonomia e, eventualmente, a novos conhecimentos. Assim, pinturas a dedo, criação de fantoches, teatro, dança e narração de histórias são atividades que fazem parte do dia a dia, sendo fundamental o conhecimento, por parte dos pais, da rotina do filho.

QUADRO 3.9
TIPOS DE JOGOS DO PERÍODO SENSÓRIO-MOTOR

Estágios	Imitação	Comportamento
I (1º mês)	Preparação reflexa	Chora ao ouvir outros bebês chorarem
II (1 a 4 meses)	Preparação esporádica	Interessa-se e reproduz o som ouvido pela reprodução (reação circular primária)
III (4 a 8 meses)	Preparação sistemática	Sincroniza visão e preensão e repete movimentos que dão resultados obtidos anteriormente por causalidade (reações circulares secundárias); repetição ativa de movimentos que causam efeitos no ambiente
IV (8 a 12 meses)	Imitação de movimentos	Imita movimentos já vistos, mas agora invisíveis para ele (põe a língua para fora)
V (12 a 18 meses)	Imitação sistemática de novos modelos	Explora e aplica vários esquemas para um mesmo objeto (reação circular terciária); movimentos e sons que fazem parte de seu repertório
VI (> 18 meses)	Imitação representativa	Imita modelos ausentes após intervalo significativo de tempo; passagem para o uso de símbolo com a invenção de novos meios combinando mentalmente esquemas já adquiridos. Não mais repete.

No caso de crianças com TEA, associam-se os programas de estimulação compostos por: psicólogos (de base comportamental, visando à sociabilidade e à adequação comportamental*); fonoaudiólogos com condutas terapêuticas em linguagem e comunicação, visando à ampliação de habilidades em atenção

---

* A terapia comportamental aplicada (ABA) é uma ciência que estuda os comportamentos humanos que são socialmente relevantes. Assim, o principal objetivo das intervenções baseadas em ABA é observar, analisar e explicar a relação entre comportamento humano, ambiente e aprendizagem. É, portanto, uma atividade clínica.

compartilhada, reciprocidade social, regulação do comportamento e das emoções, linguagem e habilidades cognitivas relacionadas e estratégias mediadoras das linguagens verbal e não verbal; e terapeutas ocupacionais, objetivando desenvolvimento de atividades de vida diária com vistas à independência gradual e à autonomia.

3 | DIAGNÓSTICO E TERAPÊUTICA DO TRANSTORNO DO ESPECTRO AUTISTA DE 7 A 17 ANOS

A partir dessa faixa etária, torna-se mais fácil identificar e avaliar quadros clínicos com base na sintomatologia apresentada e nos três pilares propostos: comprometimento na sociabilidade, linguagem e atividade imaginativa.

É importante lembrar que interesses específicos ou retrações sociais não significam necessariamente TEA, portanto, o exame clínico deve ser realizado de maneira acurada, visando-se a um diagnóstico diferencial bem feito a fim de proporcionar melhor compreensão do quadro e, consequentemente, melhor definição de prognóstico e de encaminhamentos terapêuticos.

A escola é uma instituição de ensino que objetiva formar e desenvolver o indivíduo em seus aspectos cultural, social e cognitivo (ver **Figura 3.3**). Há diferentes tipos de escolas, e a escolha deve se basear em aspectos individuais,

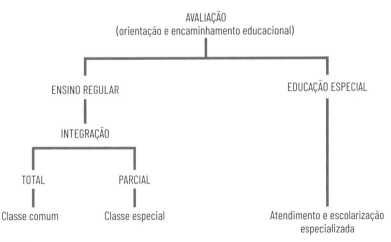

FIGURA 3.3
TIPOS DE EDUCAÇÃO.

familiares e sociais e, no caso de pessoas com TEA, também em possibilidades de atendimento complementar e demanda da população atendida, cabendo considerar que, no Brasil, a preferência é pela inclusão na escola regular.

Programas escolares serão indicados para as crianças de acordo com a idade e o desenvolvimento cognitivo que lhes permita aproveitamento e não implique maiores dificuldades adaptativas para elas próprias ou para os demais. Cabe lembrar que a escola deve suprir os demais treinos e necessidades dessa população, não bastando, portanto, somente a programação acadêmica. Assim, outros profissionais ligados à escola poderão ser demandados, porém, sempre com finalidade acadêmica. Legalmente, ela deve suprir carga horária de pelo menos 20 horas semanais, não sendo atribuição da saúde sua programação, que, dessa forma, depende da educação. Temos, então:

- **Escola tradicional:** linha pedagógica comum, coloca o professor no plano central do ensino, como detentor do conhecimento, e o aluno é um receptor passivo da informação. Assim, o professor transmite o ensino de forma clara e avalia os alunos por meio de provas, trabalhos e lições de casa, que funcionam como termômetro do conhecimento adquirido.
- **Escola freiriana:** linha baseada na teoria de Paulo Freire, defende o desenvolvimento crítico do aluno por meio de ações práticas. O professor apresenta os conteúdos levando em consideração vivências sociais, culturais e individuais, tornando a aprendizagem mútua entre professor e aluno. O objetivo é fazer o aluno conhecer seu poder de transformação no mundo, tendo sido idealizada para não aplicar provas ou outro método de avaliação, procurando respeitar ritmo e visão de aprendizagem individual.
- **Escola montessoriana:** criada pela educadora italiana Maria Montessori, tem como ideia central a aquisição de conhecimento de forma independente a partir das atividades apresentadas pelo professor dentro da sala de aula. O professor é um guia que tem por objetivo ajudar os alunos a desenvolverem senso de responsabilidade, sendo a escola voltada unicamente para a própria realidade.
- **Escola construtivista:** tem Lev Vygotsky e Jean Piaget como teóricos e o aluno é o protagonista do seu processo de aprendizagem. Não há uma simples transmissão de conhecimento, mas um suporte que permite que o aluno crie e experimente esse processo. Não se aplicam provas ou qualquer outro tipo de avaliação.
- **Escola Waldorf:** sistema baseado em Rudolf Steiner, visa ao desenvolvimento integral, e não só ao aspecto intelectual, incluindo também o corporal, anímico e espiritual. O direcionamento dado é "educação para

liberdade", em seu sentido humano, visando a uma vida social plena. O professor é escolhido para acompanhar os alunos individualmente em todos os seus ciclos e não há avaliações.

Para a possibilidade de organização, existem diversas faixas de nível funcional para agrupamento de crianças e adolescentes com TEA. Como importante característica desse grupo, há a forma irregular de aprendizado, com ilhas de habilidades específicas que, embora raras, destoam de áreas que apresentam dificuldades, déficits ou atitudes não adaptadas. Devido a essas questões, o profissional que trabalha com essa população precisa ter interesse e predisposição pessoal para o contato, assim como conhecimento específico sobre TEA, técnicas de ensino, avaliações e formas de manejo de comportamento utilizados especificamente com crianças e adolescentes com o transtorno.

As crianças permanecerão por um período de 4 horas em suas respectivas salas de aula, devendo seguir regras da Secretaria de Estado da Educação (SEE) para sua distribuição. Para aquelas que necessitam de mais tempo de treino, sugere-se participação em contraturno, com abordagens pedagógicas específicas, as quais devem estar dentro do escopo da abordagem escolar. Outras demandas que exijam terapias individuais específicas enquadram-se no âmbito da saúde e, assim, crianças que as necessitem deverão ser encaminhadas a serviço clínico referenciado da sua região. O tempo de permanência diária no período de contraturno* é de 3 horas no início do acompanhamento, com a possibilidade de redução progressiva da carga horária conforme avaliação seriada.

Para crianças e adolescentes do Grupo 1 – TEA sem deficiência intelectual em idade escolar, propõe-se que sejam encaminhados às escolas, sendo considerados os requisitos mínimos necessários para atender à demanda de necessidades específicas da população que apresenta TEA:

- Para salas de aula com 15 a 35 alunos, propomos que o número de crianças em inclusão por necessidades psíquicas não passe de duas, e que sejam distribuídas nas salas com menos estudantes (estrutura da escola tradicional, com profissional de apoio escolar e/ou acompanhante especializado na razão de um por criança).
- Salas de contraturno compostas por um mínimo de 5 e um máximo de 10 crianças com possibilidade de mediadores individualizados.

---

* É importante caracterizar que o contraturno pode ser na escola, visando-se a atividades pedagógicas e educacionais, ou em ambiente clínico, visando-se a intervenções terapêuticas e clínicas que não fazem parte da educação, e sim da saúde.

- Equipe multidisciplinar de apoio composta por psicólogo, terapeuta ocupacional e fonoaudiólogo designados e treinados. Essa equipe faz parte do sistema educacional (e não da saúde), com objetivos eminentemente voltados à educação, e atua inclusive em regime de contraturno.

Atribuições dos profissionais vinculados à educação:

1. PROFESSORES E PROFISSIONAL DE APOIO ESCOLAR E/OU ACOMPANHANTE ESPECIALIZADO: aplicar o conteúdo do currículo regular, estando atento para as necessidades diferenciadas dos alunos com TEA, dando opções adaptadas para melhor condição de assimilação deles. As avaliações por meio de qualquer modelo* darão subsídio para essas adaptações e são de indicação e de escolha da equipe educacional.

Executar treinos de habilidades sociais e funções executivas no decorrer da aula de acordo com a demanda do momento – essas crianças tendem a ter um pensamento mais em nível concreto, com dificuldade de aprendizagem de conceitos abstratos; apresentam restrições de interesse, podendo se negar a aprender algo sobre temas que não fazem parte dessa gama de conhecimentos; costumam ser repetitivas e tentar impor aos demais os assuntos que têm vontade de abordar. Cabe ao professor adequar o conteúdo à capacidade de abstração de cada um, introduzindo gradualmente conceitos mais abstratos. Ainda, é de sua responsabilidade conhecer os interesses dos alunos, podendo usá-los como instrumento para ensino das diversas áreas de conhecimento, bem como nos momentos em que a restrição de interesses se faz exagerada, propondo opções ou regras para que isso não atrapalhe o andamento do aprendizado ou da classe como um todo.

Entre as características de comportamento, é comum haver dificuldade de compreensão da hierarquia, de flexibilização e de generalização de regras, o que, em alguns momentos, pode causar reações inadequadas por parte dos alunos. É papel do professor aprender estratégias que minimizem esses comportamentos indesejados e, quando desencadeados, manejá-los. Para isso, o profissional deve receber treinamento e consultoria da equipe multidisciplinar de apoio.

---

* Por exemplo, perfil psicoeducacional revisado (PEP-R). O PEP-R (Schopler e colaboradores[30]) é um instrumento de medida da idade de desenvolvimento de crianças com TEA ou com transtornos da comunicação correlatos.

2. PROFISSIONAL DE APOIO ESCOLAR E/OU ACOMPANHANTE ESPECIALIZADO NAS SALAS DE CONTRATURNO (COMPOSTAS POR PROFESSOR E REABILITADOR PROFISSIONAL): os alunos que participarão das atividades de contraturno serão aqueles que têm condições de estar em salas de aula tradicionais, mas que apresentam dificuldades em algum ponto do aprendizado, assim como de habilidades sociais e de funções executivas que possam ser trabalhadas em grupo e com as atividades acadêmicas.

Deverão ser aplicadas atividades para as quais as crianças precisem de auxílio, que estejam relacionadas ao currículo escolar, levando em consideração, porém, as idiossincrasias de habilidades e os níveis funcionais demonstrados pela avaliação com o PEP-R ou AAPEP.

Na sala de contraturno, a forma de ensino deve priorizar as dificuldades específicas das crianças, havendo um programa individualizado para cada componente do grupo. Isso não implica que um programa rígido e específico deva ser implantado, embora na literatura sejam encontrados alguns programas mais conhecidos.*

Os treinos de habilidades sociais e de funções executivas continuarão a ser feitos ao longo das atividades e conforme a demanda das crianças. Deve-se realizar reuniões mensais com os pais para orientação sobre as atividades e os treinos aplicados, a fim de incentivá-los a replicá-los em outras situações para maior aproveitamento.

3. COORDENADOR PEDAGÓGICO: as atribuições desse profissional são aquelas previstas pela SEE, bem como compor a eventual sala de contraturno e verificar periodicamente sua funcionalidade a fim de rever a necessidade de reestruturação e apoio aos professores na adequação das atividades. A composição da sala deve ser feita com base na faixa etária e nas necessidades específicas dos alunos, de forma que as atividades possam ser mais generalizadas e atendam a um maior número de crianças, a fim de que elas se beneficiem de atividades e treinos feitos em grupo.

4. EQUIPE MULTIDISCIPLINAR DE APOIO EDUCACIONAL: esta deve ser rotativa para as escolas de nível 1, podendo atender a várias instituições de ensino. A equipe deve ter um período semanal para atender à escola, fazendo reuniões diretas

---

* O método TEACCH (Tratamento e Educação para Autistas e Crianças com Déficits Relacionados com a Comunicação) usa o PEP-R, por meio do qual é possível avaliar a criança e identificar seus pontos fortes e interesses, assim como suas dificuldades. A partir daí, é possível desenvolver um programa individualizado.

com professores e auxiliares a fim de orientá-los nas técnicas de treinos de habilidades sociais, funções executivas e de linguagem, para que possam aplicá-los no momento da necessidade dentro de um contexto natural, o que pode propiciar a generalização do comportamento. Em caso de demanda específica, esses profissionais podem participar, esporadicamente, de aulas nas quais os professores estejam tendo mais dificuldades com os alunos para verificação de situações pontuais.

Além disso, a equipe deve promover orientação aos demais funcionários da escola no sentido de esclarecer temas gerais sobre o TEA e fazer orientações específicas em caso de demanda. As diretrizes gerais podem ser apresentadas em encontros semestrais.

Essa equipe deve contar com os seguintes profissionais:

- **Professor e profissional de apoio escolar e/ou acompanhante especializado:** aplicação do conteúdo pedagógico específico para as crianças com TEA, método TEACCH, treino das habilidades sociais e de funções executivas conforme demanda de cada indivíduo em sala de aula, bem como treino de atividades de vida diária nos momentos em que isso se fizer necessário (p. ex., ida ao banheiro acompanhada pelo auxiliar). Todas as atividades que se relacionam com as demandas não pedagógicas são acompanhadas e orientadas pela equipe multidisciplinar de apoio.
- **Psicólogo:** acompanhamento em sala de aula, um período semanal (4 horas) para avaliação do comportamento das crianças e posterior orientação aos professores e auxiliares, bem como outros profissionais envolvidos nos cuidados. As observações e diretrizes deverão contemplar, de forma individualizada, estratégias para extinção de comportamentos inadequados, manutenção de comportamentos positivos, treinos em habilidades sociais e de funções executivas. As orientações, com base em técnicas cognitivas e comportamentais, serão dadas aos professores e demais integrantes da equipe para que sejam aplicadas cotidianamente, não havendo sessões individuais para cada criança. A organização e a condução de encontros psicoeducativos semanais, com duração de 2 horas, com os pais de alunos de cada uma das salas (2 horas para cada sala), visam a:
  a explanação geral sobre TEA;
  b abordagem das questões mais importantes e corriqueiras das dificuldades comportamentais enfrentadas pelos pais de pacientes com TEA (p. ex., organização da rotina, crises de auto e heteroagressividade, agitação, estereotipias, etc.) tanto no que se refere a orientações gerais quanto a individualizadas para cada criança de acordo com as

avaliações semanais feitas em sala de aula;
c   orientação quanto à replicação, em casa, das estratégias usadas na escola para cada indivíduo, a fim de prevenir e extinguir comportamentos inadequados;
d   resolução de dúvidas trazidas pelos pais dentro do escopo da sua especialidade e coleta daquelas relacionadas às demais especialidades;
e   convite a profissionais de outras especialidades (fonoaudiólogo, terapeuta ocupacional, pedagogo, médico, assistente social, entre outros) vinculados ao processo de aprendizagem para participação em alguns dos encontros objetivando o ensino de orientações gerais. Deve haver, necessariamente, um encontro com cada um dos profissionais ao longo do ano, no entanto, estes poderão ser priorizados e repetidos conforme a demanda de cada grupo.

Esses encontros devem ocorrer, obrigatoriamente, com periodicidade semanal no primeiro ano de participação do aluno na escola. Nos anos consecutivos, os pais que mantiverem seus filhos no programa podem participar mensalmente do grupo, a menos que haja orientação específica da equipe de manutenção para encontros semanais com o intuito de melhorar aspectos ainda não trabalhados.

- **Terapeuta ocupacional:** acompanhamento das crianças e dos adolescentes por um período semanal (4 horas) e em outros ambientes que se fizerem necessários (p. ex., horário do lanche e idas ao banheiro) para posterior orientação de professores e auxiliares, bem como outros profissionais envolvidos nos cuidados. A avaliação deve contemplar a verificação individualizada do nível de independência para atividades da vida diária, dificuldades de coordenação motora e necessidades ergonômicas. A equipe será orientada nas necessidades de treinos específicos para cada uma delas.

Fica sob responsabilidade desse profissional fornecer diretrizes gerais sobre como fazer o treino de atividades da vida diária, assim como para as necessidades específicas de cada criança. Como a aplicação desses treinos também deve ser feita em casa, o terapeuta ocupacional orienta os pais nos grupos de psicoeducação conduzidos pelo psicólogo ao menos uma vez no decorrer do ano e de acordo com a demanda de cada grupo.

- **Fonoaudiólogo:** acompanhamento das crianças por meio período semanal (2 horas) e em outros ambientes que se fizerem necessários para posterior orientação de professores, profissionais de apoio escolar e/ou acompanhante especializado, bem como outros profissionais envolvidos nos cuidados. A avaliação tem o intuito de detectar os estágios de aquisição da linguagem em que cada indivíduo se encontra e os padrões – adequados e inadequados – de comunicação para orientação da equipe nas estratégias de desenvolvimento, manutenção da linguagem/comunicação adequada e melhoria dos padrões negativos. Cabe-lhe, ainda, participar do grupo de psicoeducação para pais ao menos uma vez no ano e de acordo com a demanda de cada grupo.

- **Pedagogo:** atribuições conforme as necessidades específicas de cada criança ou adolescente.
- **Professor de educação física:** elaboração de atividades físicas adequadas visando a promoção da saúde e sociabilidade por meio da prática esportiva. A equipe multidisciplinar fica responsável pela orientação de como as atividades devem ser conduzidas para que possam ser mais aceitas e proporcionar melhores resultados para cada grupo (p. ex., atividades de curta duração em forma de circuito).
- **Demais profissionais:** aqueles que têm contato com os alunos (p. ex., porteiros, secretárias, auxiliares administrativos, auxiliares de limpeza, etc.) devem receber treino formal, anual, sobre diversidade, características comuns das crianças, dificuldades mais frequentes no acompanhamento destas, formas de evitar situações que desencadeiem comportamentos disruptivos e manejo dessa população. Para questões pontuais e específicas de cada aluno, devem receber orientações da equipe multidisciplinar de acordo com a demanda.

> Cabe lembrar, mais uma vez, que todos os profissionais envolvidos, embora possam ter formação na área da saúde, são ligados à escola, portanto, são totalmente vinculados ao modelo de educação, visto o objetivo de o programa ser acadêmico. **Dessa forma, foram apresentadas sugestões que devem ser buscadas pelo médico quando do seu encaminhamento e orientação aos pais.**

3.1 AVALIAÇÃO DOS ALUNOS NOS GRUPOS 1, 2, 3 E 4

As crianças com TEA sempre devem passar por avaliação inicial multiprofissional objetivando diagnóstico do transtorno, associação com déficit cognitivo, nível funcional e de linguagem. Essa avaliação permitirá o encaminhamento a entidades mais apropriadas de acordo com o fluxo mencionado anteriormente.

A fim de avaliar a aprendizagem, a evolução do nível funcional individual e a efetividade do programa implementado pelas instituições, sugere-se a aplicação semestral (início e fim do ano letivo) de instrumentos padronizados de acordo com a idade para avaliação de padrões irregulares de aprendizado, estruturados especialmente para a população com TEA, que acessa nível de desenvolvimento de percepção, capacidade de imitação, coordenações motoras fina e grossa, integração mãos e olhos, e funções cognitivas verbais e não verbais. Avaliam-se, então, comportamentos anormais nas esferas afetivas e relacionais, interesses em brincadeiras e materiais, respostas sensoriais e linguagem.

Os alunos devem participar das atividades curriculares adequadas a sua idade e nível de desenvolvimento funcional e intelectual a partir da entrada na fase escolar, aos 6 anos. Devem ser avaliados duas vezes ao ano para que se possa acompanhar o ganho que estão tendo com aquele método de ensino para que, dessa forma, sejam feitos os ajustes necessários a fim de se atingir novas metas. A partir dos 17 anos, e do momento em que não se observa mais evolução significativa após realizados os ajustes necessários (a partir dessa faixa etária os interesses não tendem a ser compartilhados com as crianças em idade escolar, podendo haver atividades mais atrativas e, portanto, mais profícuas), esse método de ensino não deve ser considerado adequado para o indivíduo, que, por isso, deve ser realocado em outros aparelhos de atendimento que possam contemplar as suas necessidades. Os encaminhamentos para tais atividades, sejam oficinas abrigadas, treinos para atividades laborativas, centros de convivência, etc., devem ser feitos mediante avaliação do estágio de nível funcional adquirido, bem como de acordo com interesses e habilidades pessoais.

Assim, o treinamento da equipe multidisciplinar e de professores e auxiliares torna-se indispensável para a execução de um programa como esse. As atividades do indivíduo com TEA nesse período da vida estão resumidas no **Quadro 3.10**.

QUADRO 3.10
RESUMO DAS ATIVIDADES ESCOLARES E CLÍNICAS PARA A FAIXA ETÁRIA DE 7 A 17 ANOS

Horário	Atividade
20 horas semanais	Escola conforme Artigo 4º da Lei nº 12.796, de 4 de abril de 2013.[25]
20 horas semanais	Escola em contraturno com atividades pedagógicas, psicopedagógicas ou multiprofissionais, ligadas à educação, ou atividades terapêuticas e clínicas, ligadas à saúde, e regulamentadas por meio da Lei nº 14.454, de 21 de setembro de 2022.[31] Considerando-se um programa para crianças, deve-se reservar um tempo para o brincar criativo e livre, que é uma interação espontânea e autêntica, livre de julgamentos, e propicia maiores competências emocionais, sociais e criativas.

4 | DIAGNÓSTICO E TERAPÊUTICA DO TRANSTORNO DO ESPECTRO AUTISTA ACIMA DE 18 ANOS

Embora alguns indivíduos nessa faixa etária ainda se beneficiem de programas escolares, dentro de nossa perspectiva de enfatizarmos autonomia e independência, esse é o momento no qual se deve iniciar um treinamento visando ao trabalho, considerando-se que a Lei nº 12.764, de 27 de dezembro de 2012,[32] que institui a Política Nacional de Proteção dos Direitos da Pessoa com Transtorno do Espectro Autista, estabelece, no § 2º, que "a pessoa com transtorno do espectro autista é considerada pessoa com deficiência, para todos os efeitos legais".[32]

A categoria trabalho se tornou um grande foco de nossa sociedade, ocupando um lugar simbólico dificilmente desprezado. Esse foco data da Revolução Industrial e todos os paradigmas sociais foram construídos desde então. A partir do século XX, começaram a aparecer estudos relacionando o trabalho com a saúde mental e, desde 1927, é possível levantar bibliografias sobre psiquiatria ocupacional vinculando trabalho com identidade e o relacionando a questões como segurança e estabilidade.

A pessoa com deficiência, TEA ou outro transtorno mental, além de estigmatizada por suas próprias características, isola-se do meio social em que vive por não ser considerada um adulto produtivo em potencial. Isso porque o trabalho é parte integrante da vida das pessoas, pois vivemos em uma sociedade em que ele possibilita a construção de uma identidade, não apenas profissional, mas também pessoal, além de ser meio de reconhecimento e valorização social.

A escolha do programa de treinamento ou de profissionalização dependerá dos desenvolvimentos cognitivo e social da pessoa envolvida, podendo-se considerar:[10]

- programas ocupacionais, vinculados a DI profunda, grave ou moderada;
- programas protegidos, vinculados a DI leve;
- colocação em empregos comuns supervisionados, para indivíduos com inteligência limítrofe ou normal.

Essa ideia é compatível com os direitos civis e dá ao indivíduo liberdade para ser diferente. A dificuldade encontrada é que não é suficiente a contratação da pessoa com falhas de comunicação e padrões de comportamento sem que se ofereça o suporte necessário para que ela possa desempenhar suas funções e se desenvolver. Esse suporte não é físico ou com *software* específico, é um recurso humano: trata-se de pessoas que dão suporte no planejamento das atividades para compensar falhas de funções executivas ou no alinhamento de regras sociais para suporte aos déficits de teoria da mente.*

Essa inclusão complexa exige suporte humano de gestores e membros da equipe, pois, sem isso, o resultado é que pessoas com TEA que conseguem um emprego não conseguem manter-se nele devido à dificuldade nos suportes necessários. Dessa forma, é importante a criação de modelos que as incluam dentro de sua área de habilidades e motivação, além de um método consistente de suporte que propicie meios para que os indivíduos com TEA possam executar suas funções e desenvolver uma carreira.

Por essas dificuldades e pelo fato de o mercado de trabalho ser exigente quanto a resultados, ele absorve mais pessoas cujas deficiências não afetam diretamente seu desempenho cognitivo nem seu relacionamento interpessoal, ou seja, pessoas com deficiências físicas, auditivas e visuais têm maior chance no mercado de trabalho formal do que pessoas com DI e TEA. Programas profissionalizantes tentam desenvolver nas pessoas com deficiência posturas profissionais básicas, hábitos e atitudes esperados socialmente, sendo importante observarmos que, no mundo corporativo, em comparação ao número de demissões por falta de preparo técnico, o maior número de demissões se deve a problemas de postura profissional. Assim, cabe lembrar que nem todas as pessoas com deficiência terão um lugar no mercado de trabalho formal, mas que existem alternativas como cooperativas sociais e oficinas de produção. Dessa forma, programas de tipo "profissional" deverão verificar as possibilidades reais de colocação e/ou ocupação, constituindo-se em programações transitórias e/ou permanentes, todas sujeitas aos mesmos aspectos de avaliação propostos anteriormente.

Quando consideramos a pessoa com TEA durante seu desenvolvimento, é preciso pensar, obrigatoriamente, em dois grupos específicos e totalmente diferentes no que se refere às necessidades e prognóstico.[33]

PESSOAS COM TEA E DI EM QUALQUER NÍVEL: o primeiro fator a ser motivo de preocupação é que o crescimento de um filho é acompanhado pelo envelhecimento e morte dos pais, que são, ou deveriam ser, seus principais cuidadores, sendo responsáveis pelo sistema de suporte na vida do filho independentemente da sua capacidade cognitiva. Para o filho com TEA e DI, a necessidade da presença dos pais como cuidadores e suporte de vida avança na idade adulta, mas essa presença não se mantém na velhice do indivíduo em função da morte dos pais.

---

* Teoria da mente, ou mentalização, é a habilidade de atribuir e representar, em si próprio e nos outros, os estados mentais independentes – crenças, intenções, desejos, conhecimento, etc. – e de compreender que os outros têm crenças, desejos e intenções que são distintas da sua própria.

Assim, é indispensável que existam outras estruturas, sejam pessoas responsáveis ou instituições que garantam a vida desse indivíduo de forma segura e digna (ver seção Curatela).

Isso nos remete à questão do trabalho e das residências protegidas, sistemas de suporte destinados à permanência de indivíduos que não têm condições de vida autônoma. Ressaltamos que esses sistemas são praticamente inexistentes em nosso país, sendo os poucos exemplos que conhecemos decorrentes de iniciativas familiares e pessoais, portanto, não passíveis de acesso à maioria da população afetada.

PESSOAS COM TEA E INTELIGÊNCIA NORMAL: a pessoa com TEA sem DI é considerada capaz perante a lei ao completar 18 anos (art. 1767 do Código Civil brasileiro),[34] embora o § 2º da Lei nº 12.764[32] a considere "pessoa com deficiência". Entretanto, com a perda de seus pais, ela provavelmente apresentará as mesmas dificuldades que um indivíduo típico, com provável diferencial na representação do sentimento, porém sem dependência em relação à vida civil.

Dessa forma, um diagnóstico embasado na mera descrição sintomatológica, quando dissociada do prejuízo adaptativo, questiona o próprio diagnóstico meramente descritivo, que se estrutura somente em relação à dificuldade social que não acarreta, necessariamente, prejuízo, não se constituindo, assim, um motivo para sua qualificação como pessoa com deficiência, o que demanda outros dados (p. ex., estudo neuropsicológico, que, mesmo não sendo capaz de qualificar o fato, é um dado a mais para raciocínio) que justifiquem sua inclusão nessa categoria.

Esses cuidados parecem-nos de fundamental importância quando pensamos no adulto com TEA, em todas as suas possibilidades e problemas legais decorrentes desse diagnóstico. Essas considerações não pretendem abarcar todas as possibilidades de atendimento para uma população multifacetada e heterogênea, mas se propõem a estabelecer alguns princípios que podem ser seguidos de maneira clara.

Assim, a questão dos lares protegidos parece ser uma demanda social, e não uma demanda de saúde, que deve ser discutida e detalhada, uma vez que envolve um programa próprio que pode ser visualizado de maneira simplificada com atividades físicas, de recreação e atividades pessoais e sociais envolvendo educadores físicos, recreacionistas e psicólogos.

4.1 **PROJETOS RESIDENCIAIS**

Conforme dados oficiais de 2016 da Secretaria Nacional de Assistência Social, vinculada ao Ministério do Desenvolvimento Social, existem 5.078 crianças com deficiência vivendo em instituições de acolhimento. No entanto, como há falhas na coleta de dados do Brasil sobre crianças que vivem em instituições, esses números possivelmente não refletem a realidade. Em dezembro de 2016, 5.037 adultos com deficiência se encontravam em instituições e residências inclusivas para pessoas com deficiência.[35]

O processo de separação indivíduo-família em relação ao TEA não se dá no mesmo ritmo nem da mesma maneira que em indivíduos sem o transtorno, uma vez que sua autonomia é menor e seu desenvolvimento é discrepante, o que faz sua família não vivenciar a separação normal, fruto do amadurecimento da criança/adolescente.

Como a família é um sistema que opera por meio de padrões transacionais, na relação com o indivíduo com TEA esses padrões se estruturam de forma alterada, retroalimentando-se e ocasionando alterações que se refletem na sua conduta, dificultando o processo de desligamento do indivíduo de seu núcleo familiar, o que é fundamental para o desenvolvimento de sua autonomia e a tranquilidade da família.

No Brasil, as instituições muitas vezes são as únicas opções de residência de longo prazo para muitas pessoas com TEA. Os insuficientes arranjos alternativos de moradia independente e serviços de apoio na comunidade para garantir que adultos com TEA vivam sozinhos, com o apoio necessário, impedem que muitos deles sejam inseridos na sociedade.

Projetos residenciais podem ser estruturados a partir de diferentes modelos, conforme as necessidades da população atendida. Podemos pensar, então, nas seguintes alternativas:[36]

1. RESIDÊNCIAS GRUPAIS: facilitam cuidados contínuos (24 horas) durante toda a semana para grupos de 2 a 10 adolescentes ou 14 adultos supervisionados por uma equipe técnica que organiza uma programação cujo principal objetivo é a habilitação social. Nelas se estruturam atividades grupais, psicoterápicas ou não, na própria residência e na comunidade, visando-se, em última instância, à ambientoterapia. São indicadas em quadros agudos, por períodos curtos e em populações com dificuldades de permanência em sua própria casa. Podem ser recomendadas também para populações ambulatoriais, com alguma DI ou TEA em nível leve ou moderado, cuja principal necessidade é a socialização. A relação desse modelo residencial com a comunidade deve ser realizada por meio de cuidados por centros de saúde, hospitais e outros recursos comunitários, e suas programações são variáveis de acordo com a população em questão.

2. RESIDÊNCIAS DE CUIDADO PESSOAL: atendimentos mistos entre residências e cuidados comunitários. Em geral, abrigam quatro ou mais adultos com comprometimentos moderado ou grave, focando seus programas de manutenção em nível individual e criando mecanismos de suporte. A equipe proporciona essa estrutura durante 24 horas, sendo fundamentais o tratamento psiquiátrico e a reabilitação social efetuados em regime de consultoria. O tempo de permanência é variado e, para aqueles que não trabalham fora da residência e não têm vida independente, sugere-se a rotina apresentada no **Quadro 3.11**. As atividades relativas a recreação, oficina de artes e atividades físicas devem ser realizadas por profissionais das áreas de pedagogia, terapia ocupacional e educação física.

3. MORADIA COM A FAMÍLIA NATURAL: facilitada por agentes de saúde mental que atuam como suportes por meio de visitas domiciliares, centrando-se na reabilitação social e no atendimento aos familiares, visando supri-los com forças que possibilitem o auxílio ao paciente. A partir daqui é um novo paragrafo de texto normal, e não parte do item com a segregação e promover a vida em sociedade, mudando o paradigma do isolamento e da discriminação intrínsecos ao ambiente institucional. Assim, elas buscam promover a autonomia pessoal e fortalecer laços familiares e comunitários.

São programas que levam em consideração a necessidade de reestruturar serviços de acolhimento diferentes do modelo de grandes instituições de longa permanência. Correspondem a serviços que devem ser oferecidos em imóveis em áreas residenciais, devidamente adaptados, amplos e arejados o suficiente para propiciar conforto, comodidade e segurança.

Aprimorar um programa de residências objetiva facilitar uma vida independente, incluindo o exercício de habilidades essenciais para a vida diária. Assim, todos os residentes devem estar lá voluntariamente, ter autonomia e participar da sua gestão, dentro de suas possibilidades. Essas casas-lares são projetadas para, no máximo, 10 pessoas e têm o objetivo de simular um ambiente familiar, com um educador presente em período integral.

Caracterizam-se, então, por:

- **Participação efetiva do residente.** O indivíduo é capaz de agir e viver dentro de um organismo social, no caso o grupo residencial, visualizado por meio da distribuição de tarefas para cada um dos residentes. Assim, a responsabilidade pela comunidade é dividida de acordo com as reais possibilidades de cada um de seus membros. Isso não é visto nos programas de educação formal, nos quais as responsabilidades do cotidiano não fazem parte do mundo da pessoa.
- **Conceituação das tarefas domésticas a partir de sua análise e desdobramento em pequenas atividades.** Dessa forma, o indivíduo tem condições de contribuir por meio de suas habilidades de maneira efetiva.

QUADRO 3.11
PROPOSTA DE ATIVIDADES PARA ADULTOS COM TEA GRAVE EM PROJETOS RESIDENCIAIS

Horário	Segunda	Terça	Quarta	Quinta	Sexta	Sábado	Domingo
7h-8h	Banho	Banho	Banho	Banho	Banho	Banho	Banho
8h-9h	Desjejum	Desjejum	Desjejum	Desjejum	Desjejum	Desjejum	Desjejum
9h-10h	Caminhada	Caminhada	Caminhada	Caminhada	Caminhada	Caminhada	Caminhada
10h-11h	Treino de higiene	Treino de higiene	Treino de higiene	Treino de higiene	Treino de higiene	Treino de higiene	Treino de higiene
11h-12h	Descanso	Descanso	Descanso	Descanso	Descanso	Descanso	Descanso
12h-13h	Almoço	Almoço	Almoço	Almoço	Almoço	Almoço	Almoço
13h-14h	Almoço	Almoço	Almoço	Almoço	Almoço	Almoço	Almoço
14h-15h	Recreação	Oficina de artes	Recreação	Oficina de artes	Recreação	Passeio	Visita dos pais
15h-16h	Educação física	Oficina de artes	Educação física	Oficina de artes	Educação física	Passeio	Visita dos pais
16h-17h	Descanso	Descanso	Descanso	Descanso	Descanso	Passeio	Visita dos pais
17h-18h	Banho	Banho	Banho	Banho	Banho	Banho	Banho
18h-19h	Jantar	Jantar	Jantar	Jantar	Jantar	Jantar	Jantar

- **Permissão para participação, mesmo dos mais comprometidos.** Com essa participação, cria-se um ambiente da e para a pessoa com deficiência, sem as preocupações da estética e do bom gosto alheios. São os "seus quadros", os "seus programas de TV", as "suas revistas", enfim, é a "sua casa" – o que é impossível tanto em ambiente institucional (que segue normas rígidas e preestabelecidas) quanto em ambiente familiar (onde prevalecem os valores da família).
- **Interação com todas as pessoas da casa.** Não sendo sua produção ou desempenho os objetivos do programa, o indivíduo passa a ter oportunidade de desempenhar um papel pessoal no ambiente, compartilhando as responsabilidades em um organismo social, a residência. Esse processo ocorre em três níveis: 1) individual, como consequência dos comportamentos desenvolvidos tanto pelas pessoas com TEA como pela comunidade, valorizando-se a interação na microcomunidade; 2) institucional, decorrente da organização do módulo residencial, fruto do movimento da própria comunidade na qual se insere, que procura a solução do problema em questão; 3) interação social, para que esses indivíduos sejam absorvidos com um maior índice de tolerância e adaptação.

Em teoria, do ponto de vista do desempenho social e da autonomia, isso permite melhor desempenho quando comparados os resultados obtidos por esses programas e pelas grandes instituições.

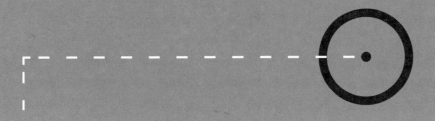

4 RECURSOS POSSÍVEIS E EVOLUÇÃO PARA AQUELES QUE ESTÃO NO GRUPO DO TRANSTORNO DO ESPECTRO AUTISTA

Em consonância com a missão do médico, e, consequentemente, do psiquiatra, de promover a vida saudável de crianças e adolescentes de forma ampla e em todos os aspectos é que especificações sobre o atendimento àqueles que se encontram na categoria do TEA devem ser estruturadas e divulgadas, visando-se não apenas a um atendimento mais estruturado e acessível, mas também a coibir abusos que, eventualmente, podem ocorrer a partir de distorções criadas com a única finalidade de ganho.

Como, ao longo dos últimos anos, as informações têm sido frequentemente distorcidas, o conhecimento a respeito das possibilidades teóricas e legais se faz de suma importância para o encaminhamento de cada indivíduo. Assim, profissionais da área da saúde, em especial os psiquiatras, juntamente a escola e assistência social, devem se unir como grupo preocupado com essa população, objetivando seu cuidado, proteção e promoção de uma vida saudável. Pediatras e psiquiatras da infância e da adolescência, bem como outros profissionais, devem desempenhar um papel significativo, a fim de:

- identificar fatores de risco, fatores de proteção e vulnerabilidades em cada caso atendido;

- incluir o tema autismo no currículo de graduação, pós-graduação e educação continuada no campo médico e áreas afins;
- proceder de forma correta nos diagnósticos específicos, reconhecendo necessidades e possibilidades dos pacientes, para que pais e educadores possam ser adequadamente orientados, constituindo-se em sistemas de proteção à saúde das crianças e dos adolescentes afetados;
- participar de campanhas exaltando a dignidade humana e os direitos à vida de crianças, adolescentes e adultos com TEA, auxiliando, inclusive, na mediação de conflitos com o ambiente social em que vivem;
- articular e, se necessário, supervisionar trabalho intersetorial com escolas, instituições religiosas, mídias e outras redes sociais.

Pediatras e psiquiatras também podem contribuir abordando temas pertinentes tanto nas consultas quanto em rodas de diálogos com outros adolescentes, familiares e profissionais que se dedicam ao atendimento dessas pessoas, com o intuito de colaborar para a reflexão e para mudanças na forma de atuação. Assim, temas adventícios ao TEA propriamente dito podem contribuir de forma marcante no projeto terapêutico, na evolução e na abordagem dos quadros autísticos:

- Relações emocionais, destacando os fatores de risco e o diálogo como ferramenta para mediação e resolução de conflitos, inclusive intrafamiliares por ocasião do diagnóstico de alguém com TEA.
- Orientação no que se refere a gestações em famílias que já apresentam pessoa com quadro similar, visando esclarecer riscos e diminuir eventuais ansiedade e medo.
- Parentalidade responsável, colocando a maternidade e a paternidade além das questões biológicas. Isso porque o nascimento de uma criança com um diagnóstico específico acarreta, em muitas ocasiões, um estresse tão grande que pode levar a relações insatisfatórias ou mesmo desagregação do núcleo familiar, com repercussões sobre a criança.
- Diversidades em vários âmbitos, inclusive naquilo que se refere a diferenças cognitivas e emocionais.
- Promoção da resiliência, incluindo a capacidade de suportar frustrações, como a de não ter o filho imaginado ou que supra as demandas imaginárias dos pais.
- Desmistificação do estereótipo do que é ser uma pessoa com deficiência.
- Comportamentos de autoagressão, sinais de alterações do humor e outros transtornos psiquiátricos, incluindo ideação suicida.
- Incentivo de ações solidárias, como ajudar amigos e colegas.

- Atividades em grupo e valores humanos éticos em contrapartida a individualismo, competitividade destrutiva e consumismo desenfreado, característicos de uma sociedade pós-moderna.
- Escola solidária, que não admite relacionamentos agressivos de qualquer espécie, como *bullying* ou *cyberbullying*, impedindo, assim, a agressão do "mais forte" sobre "o mais frágil".
- Educação ética como valor necessário a boas condutas, contrapondo-se ao materialismo e à inversão de valores e incentivando "uma vida que se quer para si mesmo".
- Prevenção e alerta sobre o uso de drogas terapêuticas ou não.
- Princípios da relação humanizada profissional-paciente-familiares, objetivando melhor atendimento e cuidado dessa população.
- Incentivo de ensino e pesquisas contemplando as diversas formas de abordagem ao TEA em trabalhos desenvolvidos na iniciação científica, graduação, pós-graduação e cursos de educação continuada, presenciais ou a distância.

O atendimento adequado de pessoas com TEA não somente melhora o seu prognóstico, como também previne a ocorrência de situações que interrompam o seu desenvolvimento, impedindo sua capacidade de significar a experiência em sua total realidade, uma vez que suas vivências traumáticas implicam dimensões variáveis de sofrimento e podem comprometer ainda mais sua cognição e a habilidade de relacionar-se com outras pessoas e, acima de tudo, impedir o alcance da felicidade de viver com saúde.

Cabe ao pediatra e ao psiquiatra, profissionais que por excelência acompanham esses pacientes, buscar evoluir em conhecimentos científicos, compartilhar empaticamente do seu sofrimento e, sobretudo, lutar pela melhora da vida dessas pessoas.

5 QUAIS PROPOSTAS TERAPÊUTICAS NÃO APRESENTAM EMBASAMENTO TÉCNICO SUFICIENTE PARA SUA INDICAÇÃO?

Quando falamos de ciência, falamos de saber, de conhecimento ou de conhecimento por meio das causas. O conhecimento pode ser dividido em conhecimento empírico, ou vulgar, baseado nos sentidos, e conhecimento científico, com origem na tentativa de explicação dos fatos. Para tal, valemo-nos de um método (do grego *Méthodos*), um caminho para se chegar a um fim, pelo qual se chega a determinado resultado, ainda que não tenha sido fixado de antemão de modo refletido e deliberado. Um método corresponde a um conjunto de processos que orienta o espírito na investigação e na demonstração da verdade, e que conduz ao objetivo com o máximo de eficiência e dispêndio mínimo de energia. Dessa maneira, não acolhe jamais como verdadeiro algo que não se reconhece evidentemente como tal e, assim, evita a precipitação e o preconceito, não incluindo nos juízos senão aquilo que se apresenta com tal clareza ao espírito que torne impossível a dúvida.

Em saúde, valemo-nos de um método experimental que se apoia em fatos que ocorrem ou são provocados. Trata-se de um método indutivo com verificação de resultados por meio de dados objetivos obtidos pela observação. Isso porque fatos são todos os fenômenos que se verificam na natureza e diante dos quais temos uma atitude de observação, elaborando-se uma hipótese que é testada a partir da experimentação a fim de que, em função da comparação de resultados, seja generalizada. Portanto, não é a mera observação que determina a generalização e adoção de uma conduta terapêutica.

Nesse processo, não se ignoram fatos nem fantasias, embora se dê atenção a fatos arrojados e novas hipóteses, procurando-se manter vários fatores sob controle, como as fantasias, que devem ser controladas pelos fatos e, estes, pelas conjecturas, pois os aspectos cognitivos diferem de emoções, desejos, ansiedades ou sentimentos de ordem ética ou estética. Dessa maneira, para que um tratamento seja indicado, ele depende de sua eficácia, que se baseia na sua relação com algum meio de saber se é ou não realmente eficaz – um indicador mais fiel da verdade, geralmente referido como "padrão-ouro", difícil de ser encontrado, pois no TEA os tratamentos são muito voltados para sintomas-alvo ou melhorias funcionais.

Por isso, algumas indicações terapêuticas devem ser vistas cuidadosamente, uma vez que ainda não há embasamento suficiente para que sejam implementadas. Isso, claro, não impede que, em algum momento futuro, após maiores pesquisas, venham a ser validadas. Defrontamo-nos aqui com o embate entre SESC (seguro, barato e sensível, não necessitando de muitas evidências) *versus* RUDE (arriscado, irrealista, difícil e caro), nem sempre de fácil escolha para o profissional bombardeado pela mídia com todos os tipos e tendências.

Alguns tratamento alternativos, ainda sem indicações que os embasem, são apresentados no **Quadro 5.1**.[22]

QUADRO 5.1
TRATAMENTOS ALTERNATIVOS E EVIDÊNCIAS ESTABELECIDAS ATÉ O PRESENTE MOMENTO

Tratamento	Qualidade da evidência	
Multivitaminas	Fraca	
Modulador glutamatérgico	Fraca	Em estudo
Memantina	Fraca	Em estudo
Enzimas digestivas	Pobre	Em subgrupos específicos
Metilcobalamina	Fraca	Nenhuma evidência
Imunoterapias	Pobre	Nenhuma evidência
Imunoglobulinas	Pobre	Nenhuma evidência

[CONTINUA]

QUADRO 5.1
TRATAMENTOS ALTERNATIVOS E EVIDÊNCIAS ESTABELECIDAS ATÉ O PRESENTE MOMENTO

Tratamento	Qualidade da evidência	
Meditação	Fraca	Nenhuma evidência
Musicoterapia	Pobre	Poucos estudos controlados
Equoterapia	Pobre	Poucos estudos controlados
Dietas sem glúten	Fraca	Nenhuma evidência
Antifúngicos	Fraca	Nenhuma evidência
Vacinas	Fraca	Nenhuma evidência
Quelação	Fraca	Nenhuma evidência
Suplementos alimentares	Fraca	Nenhuma evidência
Canabidiol	Pobre	Em estudo

Fonte: Hendren.[22]

Isso significa que, neste momento, faltam estudos com desenho metodológico consistente que mostrem a evolução e a relação com o tratamento. Existem dificuldades para a realização de todos os exames e faltam evidências estatística e metodológica que relacionem esses tratamentos e seus resultados com o TEA, embora haja excesso de testemunhos não especializados (famílias ou terceiros, estudos de caso), mas que não têm credibilidade científica.

6 ASPECTOS LEGAIS

Embora não caiba ao médico a solução de questões legais, é de fundamental importância que ele tenha conhecimento básico sobre as leis que regulamentam o quadro, para que possa não somente orientar os pais que lhe procuram, mas também saber como se pronunciar em caso de pedidos de relatórios ou de laudos visando a eventuais projetos terapêuticos de qualquer espécie. O médico assistente deve ter o conhecimento de que a ele cabe somente a elaboração de atestado ou de relatório, e não de laudo. Diferenciam-se, assim, os seguintes documentos:[37]

- **Relatório médico:** descrição feita pelo médico assistente de todo o caso clínico do paciente.
- **Atestado médico:** afirmação de um fato médico pontual e suas consequências.
- **Laudo pericial:** relatório realizado pelo perito após suas investigações e análises, contando com outros recursos ou consultas especializadas.

> **COMENTÁRIO:** em relação ao TEA, o relatório médico deve incluir a proposta terapêutica, mas não a indicação de um profissional ou local específico, uma vez que essa escolha cabe aos pais ou responsáveis, considerando-se suas possibilidades.

A seguir, passaremos a pensar a legislação específica para cada campo de atuação sobre o TEA.

1 SAÚDE

É característica do médico sua atuação no plano da saúde, razão pela qual a apresentamos primeiro no que se refere às leis que a regulam. A saúde é um direito do brasileiro assegurado pela Constituição de 1988, em seu artigo 196:

> Art. 196. A saúde é direito de todos e dever do Estado, garantido mediante políticas sociais e econômicas que visem à redução do risco de doença e de outros agravos e ao acesso universal e igualitário às ações e serviços para sua promoção, proteção e recuperação.[38]

1.1 SISTEMA ÚNICO DE SAÚDE (SUS)

A Constituição Federal de 1988[38] implantou o Sistema Único de Saúde (SUS) no País, regulamentado dois anos depois pelas leis nº 8.080, de 19 de setembro de 1990,[39] e nº 8.142, de 28 de dezembro de 1990,[40] sendo recentemente atualizada pelo Decreto nº 7.508, de 28 de junho de 2011.[41]

> Art. 4º. O conjunto de ações e serviços de saúde, prestados por órgãos e instituições públicas federais, estaduais e municipais, da Administração direta e indireta e das fundações mantidas pelo Poder Público, constitui o Sistema Único de Saúde (SUS).[39]

> **COMENTÁRIO:** considerando-se a legislação vigente, o indivíduo com TEA tem direito a que todo tratamento proposto por seu médico assistente seja proporcionado e mantido pelo SUS.

1.2 SAÚDE SUPLEMENTAR

A Lei nº 9.656, de 3 de junho de 1998,[42] foi a primeira a dispor sobre os planos e seguros privados de assistência à saúde, tendo sido alterada pela medida provisória nº 2.177-44, de 24 de agosto de 2001,[43] cujo artigo 10 refere:

> Art. 10. É instituído o plano-referência de assistência à saúde, com cobertura assistencial médico-ambulatorial e hospitalar, compreendendo partos e tratamentos, realizados exclusivamente no Brasil, com padrão de enfermaria, centro de terapia intensiva, ou similar, quando necessária a internação hospitalar, das doenças listadas na Classificação Estatística Internacional de Doenças e Problemas Relacionados com a Saúde, da Organização Mundial de Saúde, respeitadas as exigências mínimas estabelecidas no art. 12 desta Lei, exceto:
>
> I – tratamento clínico ou cirúrgico experimental;
> IX – tratamentos ilícitos ou antiéticos, assim definidos sob o aspecto médico, ou não reconhecidos pelas autoridades competentes;
>
> Estes dois itens cabem ser considerados relativos ao TEA.

> **COMENTÁRIO:** o médico pode prescrever o tratamento que acreditar ser adequado, porém a cobertura deste pela operadora de saúde somente será realizada a partir da sua justificativa provando o embasamento científico avalizado pelas sociedades especializadas em questão. Não cabe a indicação de tratamentos alternativos ou ainda não reconhecidos pelos órgãos médicos autorizados.

Na mesma medida provisória,[43] fica definido que a amplitude das coberturas de atendimento é estabelecida pela Agência Nacional de Saúde Suplementar (ANS).

> § 4º A amplitude das coberturas, inclusive de transplantes e de procedimentos de alta complexidade, será definida por normas editadas pela ANS.[43]

1.2.1 Agência Nacional de Saúde Suplementar (ANS)

A Lei nº 9.961, de 28 janeiro de 2000,[44] cria a ANS, vinculada ao Ministério da Saúde, que atua como órgão de regulação, normatização, controle e fiscalização de atividades que garantam a assistência suplementar à saúde. A ANS estabelece uma lista que inclui consultas, exames e tratamentos, denominada *Rol de procedimentos e eventos em saúde*, aos quais os planos de saúde são obrigados a dar cobertura. A cobertura obrigatória é para o evento ou procedimento em si, sendo que o local em que será realizado é determinado pelo contrato previamente estabelecido entre consumidor e operadora.

Alguns procedimentos e eventos contam com diretrizes de utilização (DUT) que estabelecem os critérios para sua cobertura. A resolução normativa (RN) atualiza o rol da ANS anualmente ou de acordo com a necessidade de adequar a relação entre operadora e consumidor, sendo a mais recente a RN nº 555, que entrou em vigor em 2 de janeiro de 2023[45] e que altera partes da RN nº 465.[46]

Considerando a RN nº 465,[46] podemos citar:

> Art. 3º. Esta Resolução Normativa é composta por quatro Anexos:
>
> Anexo I: lista os procedimentos e eventos de cobertura obrigatória, de acordo com a segmentação contratada;
> Anexo II: apresenta as Diretrizes de Utilização – DUT, que estabelecem os critérios a serem observados para que sejam asseguradas as coberturas de alguns procedimentos e eventos especificamente indicados no Anexo I; [...]
>
> Art. 6º. Os procedimentos e eventos listados nesta Resolução Normativa e em seus Anexos poderão ser executados por qualquer profissional de saúde habilitado para a sua realização, legislação específica sobre as profissões de saúde e regulamentação de seus respectivos conselhos profissionais, respeitados os critérios de credenciamento, referenciamento, reembolso ou qualquer outro tipo de relação entre a operadora e prestadores de serviços de saúde.
>
> § 1º Os procedimentos listados nesta Resolução Normativa e em seus Anexos serão de cobertura obrigatória uma vez solicitados pelo:
>
> I – médico assistente; ou
> II – cirurgião-dentista assistente. [...]

§ 2º Nos procedimentos eletivos a serem realizados conjuntamente por médico e cirurgião-dentista, visando à adequada segurança, a responsabilidade assistencial ao paciente é do profissional que indicou o procedimento, conforme Resolução do Conselho Federal de Odontologia nº 100, de 18 de março de 2010, e Resolução do Conselho Federal de Medicina nº 1950, de 10 de junho de 2010.

§ 3º Para a cobertura dos procedimentos indicados pelo profissional assistente, na forma do art. 6º, §1º, para serem realizados por outros profissionais de saúde, a operadora deverá oferecer atendimento por prestador apto a executar o procedimento indicado e a tratar a doença ou agravo do paciente, cabendo ao profissional que irá realizá-lo a escolha do método ou técnica que será utilizado.

COMENTÁRIO: os procedimentos e eventos do rol poderão ser executados por qualquer profissional de saúde habilitado para a sua realização, mas devem ser solicitados pelo médico assistente. Em relação ao TEA, o médico assistente indica as terapias com psicólogos, fonoaudiólogos ou terapeutas ocupacionais de acordo com as necessidades do paciente, mas a escolha do método ou técnica (seja ABA, PECS, TEACCH) cabe ao profissional que irá realizá-lo. É dever do médico indicar somente o modelo terapêutico que considera mais eficaz (terapia comportamental, psicodinâmica, etc.).

Em 21 de setembro de 2022 entrou em vigor a Lei nº 14.454,[31] que determina que o rol de procedimentos e eventos em saúde suplementar constitui a referência básica para cobertura de exames ou tratamentos de saúde, como mostra o artigo 1º:

Art. 1º. Esta Lei altera a Lei nº 9.656, de 3 de junho de 1998, que dispõe sobre os planos privados de assistência à saúde, para estabelecer critérios que permitam a cobertura de exames ou tratamentos de saúde que não estão incluídos no rol de procedimentos e eventos em saúde suplementar.

§ 12. O rol de procedimentos e eventos em saúde suplementar, atualizado pela ANS a cada nova incorporação, constitui a referência básica para os planos privados de assistência à saúde contratados a partir de 1º de janeiro de 1999 e para os contratos adaptados a esta Lei e fixa as diretrizes de atenção à saúde."[31]

O parágrafo 13 estabelece como devem ser avaliadas as solicitações fora do rol da ANS.

> § 13. Em caso de tratamento ou procedimento prescrito por médico ou odontólogo assistente que não estejam previstos no rol referido no § 12 deste artigo, a cobertura deverá ser autorizada pela operadora de planos de assistência à saúde, desde que:
>
> I – exista comprovação da eficácia, à luz das ciências da saúde, baseada em evidências científicas e plano terapêutico; ou
> II – existam recomendações pela Comissão Nacional de Incorporação de Tecnologias no Sistema Único de Saúde (Conitec), ou exista recomendação de, no mínimo, 1 (um) órgão de avaliação de tecnologias em saúde que tenha renome internacional, desde que sejam aprovadas também para seus nacionais.[31]

COMENTÁRIO: conforme a lei em vigor, a prescrição do tratamento médico, quando não prevista no rol, deve ter comprovação de eficácia a partir de evidências e/ou recomendações de órgãos competentes na avaliação de tecnologias de saúde, devidamente reconhecidos nacional e internacionalmente.

Especificamente relativa ao TEA, temos a RN nº 539, de 23 de junho de 2022,[47] que:

> Altera a Resolução Normativa – RN nº 465, de 24 de fevereiro de 2021, que dispõe sobre o Rol de Procedimentos e Eventos em Saúde no âmbito da Saúde Suplementar, para regulamentar a cobertura obrigatória de sessões com psicólogos, terapeutas ocupacionais e fonoaudiólogos, para o tratamento/manejo dos beneficiários portadores de transtorno do espectro autista e outros transtornos globais do desenvolvimento.
>
> Art. 1º. A presente Resolução altera a Resolução Normativa – RN nº 465, de 24 de novembro de 2021, que dispõe sobre o Rol de Procedimentos e Eventos em Saúde no âmbito da saúde suplementar, para alterar a diretriz de utilização dos procedimento sessão com fonoaudiólogo, para o tratamento/manejo dos beneficiários portadores de transtorno do espectro autista e transtornos globais do desenvolvimento.

A RN nº 465,[46] em seu anexo II, apresenta as DUT para cobertura de sessões com fonoaudiólogo.

> 4. Cobertura obrigatória em número ilimitado de sessões para pacientes com transtornos específicos do desenvolvimento da fala e da linguagem e transtornos globais do desenvolvimento – Autismo (CID F84.0; CID F84.1; CID F84.3; CID F84.5; CID F84.9).

Podemos resumir, então, que atualmente a RN nº 539[47] estabelece a cobertura ilimitada obrigatória para sessões com fonoaudiólogo, psicólogo e terapeuta ocupacional para pessoas com TEA e outros transtornos globais do desenvolvimento. Como a Lei nº 14.454[31] indica que o rol da ANS é uma referência básica para cobertura, o médico assistente pode solicitar outras terapias, mas fica estabelecido que é necessário que haja evidências científicas que comprovem sua eficácia ou recomendação pelas entidades citadas na própria lei.

COMENTÁRIO: considerando-se que grande parte da população brasileira não tem acesso à saúde suplementar, deve-se enfatizar que o SUS torna-se obrigado a fornecer o tratamento solicitado, com os mesmos critérios e qualidade exigidos para a saúde suplementar, para que não se estabeleçam diferenças no atendimento que discriminem parcelas da população.

COMENTÁRIO: pediatras e psiquiatras devem conhecer quais são as necessidades de uma pessoa com TEA a fim de requerer e indicar corretamente essas demandas, embasados em propostas terapêuticas cientificamente comprovadas e avalizadas por órgãos competentes.

2 EDUCAÇÃO

Inicialmente, cabe esclarecer que a questão educacional não faz parte da atividade médica e que, portanto, sua indicação por parte do médico assistente insere-se somente quando a pedido dos pais ou responsáveis. Assim, cabe a ele fornecer um relatório médico contendo diagnóstico e possibilidades e limitações que o indivíduo apresenta, sem, no entanto, participar diretamente do processo de encaminhamento educacional.

O capítulo III da Constituição Federal Brasileira de 1988 trata da educação, da cultura e do desporto. Em relação ao ensino em si, podemos citar o artigo 206:[38]

> Art. 206. O ensino será ministrado com base nos seguintes princípios:
>
> II – liberdade de aprender, ensinar, pesquisar e divulgar o pensamento, a arte e o saber;
> III – pluralismo de ideias e de concepções pedagógicas, e coexistência de instituições públicas e privadas de ensino;
> VII – garantia de padrão de qualidade.

COMENTÁRIO: a lei estabelece que ensinar é de responsabilidade da educação (professor e/ou pedagogo), não sendo uma competência da saúde (médico, psicólogo, fonoaudiólogo e terapeuta ocupacional, quando inseridos na escola, incluem-se dentro do atendimento escolar e fazem parte da equipe de educação).

COMENTÁRIO: ao médico cabe descrever as limitações que um indivíduo com TEA apresenta e que se relacionam com a capacidade de aprendizado e com sua convivência e permanência no ambiente escolar; a maneira como essas limitações serão ajustadas à rotina escolar e de aprendizado cabe aos professores e à escola. Assim, "a equipe de saúde apresenta subsídios e orientações aos educadores, mas a determinação da forma de ensino cabe exclusivamente aos professores e pedagogos",[25] não sendo, portanto, atribuição do médico.

Sobre a obrigatoriedade de toda criança estar na escola, podemos citar o artigo 4º da Lei nº 12.796, de 4 de abril de 2013,[25] que altera a Lei nº 9.394, de 20 de dezembro de 1996,[48] que estabelece as diretrizes e bases da educação nacional, para dispor sobre a formação dos profissionais da educação e dar outras providências.

> I – educação básica obrigatória e gratuita dos 4 (quatro) aos 17 (dezessete) anos de idade, organizada da seguinte forma:
> a) pré-escola;
> b) ensino fundamental;
> c) ensino médio;

> II – educação infantil gratuita às crianças de até 5 (cinco) anos de idade;
> III – **atendimento educacional especializado gratuito aos educandos com deficiência, transtornos globais do desenvolvimento e altas habilidades ou superdotação, transversal a todos os níveis, etapas e modalidades, preferencialmente na rede regular de ensino;**
> VIII – atendimento ao educando, em todas as etapas da educação básica, por meio de programas suplementares de material didático-escolar, transporte, alimentação e **assistência à saúde**.[25]

COMENTÁRIO: aqui, encontramos a obrigatoriedade de a criança ou o adolescente com TEA estar matriculado na escola dos 4 aos 17 anos (o que já define um atendimento escolar de 20 horas semanais), respeitando-se suas limitações, quando apontadas pelo médico. Também encontramos dentro da "assistência à saúde" a garantia de acompanhamento por pediatra, psiquiatra infantil, odontologista, fonoaudiólogo, psicólogo e terapeuta ocupacional em seu espaço específico de atendimento, não estando incluídos, portanto, nos programas de educação. A lei esclarece que a assistência à saúde é um programa suplementar, e não inserido no programa escolar, que, conforme mencionado, é uma atribuição da educação e não da saúde.

Quanto ao período de permanência na escola, podemos citar a Lei nº 9.394, de 20 de dezembro de 1996,[48] que estabelece as diretrizes e bases da educação nacional.

> Da Educação Infantil
>
> Art. 29. A educação infantil, primeira etapa da educação básica, tem como finalidade o desenvolvimento integral da criança de até 5 (cinco) anos, em seus aspectos físico, psicológico, intelectual e social, complementando a ação da família e da comunidade. (Redação dada pela Lei nº 12.796, de 2013[25])
>
> Art. 30. A educação infantil será oferecida em:
>
> - creches, ou entidades equivalentes, para crianças de até três anos de idade;

> • pré-escolas, para as crianças de 4 (quatro) a 5 (cinco) anos de idade. (Redação dada pela Lei nº 12.796, de 2013[26])
>
> Art. 31. A educação infantil será organizada de acordo com as seguintes regras comuns: (Redação dada pela Lei nº 12.796, de 2013[26])
>
> II – carga horária mínima anual de 800 (oitocentas) horas, distribuída por um mínimo de 200 (duzentos) dias de trabalho educacional; (Incluído pela Lei nº 12.796, de 2013[26])
> III – atendimento à criança de, no mínimo, 4 (quatro) horas diárias para o turno parcial e de 7 (sete) horas para a jornada integral; (Incluído pela Lei nº 12.796, de 2013[26])
> V – expedição de documentação que permita atestar os processos de desenvolvimento e aprendizagem da criança.

Conforme indica a lei,[25] durante a educação infantil, a criança deve permanecer na creche ou na escola pelo período mínimo de 4 horas diárias, podendo prolongar-se para até 7 horas diárias. Cabe à creche ou à escola fornecer documentação que ateste o desenvolvimento e a aprendizagem da criança, o que é de grande valia quando se trata de TEA. Esse processo de avaliação cabe à educação, e não à saúde.

> Do Ensino Fundamental
>
> Art. 32. O ensino fundamental obrigatório, com duração de 9 (nove) anos, gratuito na escola pública, iniciando-se aos 6 (seis) anos de idade, terá por objetivo a formação básica do cidadão [...]
> Art. 34. A jornada escolar no ensino fundamental incluirá pelo menos quatro horas de trabalho efetivo em sala de aula, sendo progressivamente ampliado o período de permanência na escola.
>
> § 2º O ensino fundamental será ministrado progressivamente em tempo integral, a critério dos sistemas de ensino.

COMENTÁRIO: durante o ensino fundamental, a criança deve permanecer na escola por, no mínimo, 4 horas ao dia, não sendo competência da saúde o prolongamento desse período.

Do Ensino Médio

Art. 35. O ensino médio, etapa final da educação básica, com duração mínima de três anos, [...]

Art. 35-A. A Base Nacional Comum Curricular definirá direitos e objetivos de aprendizagem do ensino médio, conforme diretrizes do Conselho Nacional de Educação, nas seguintes áreas do conhecimento: [...]

§ 5º A carga horária destinada ao cumprimento da Base Nacional Comum Curricular não poderá ser superior a mil e oitocentas horas do total da carga horária do ensino médio, de acordo com a definição dos sistemas de ensino.[25]

COMENTÁRIO: independentemente da forma de organização da carga horária estabelecida na lei pela escola, é importante apontar que são horas relativas à educação, e não à saúde, e que, conforme mencionado, não se constitui em programa suplementar.

Ainda, na Lei nº 12.796, de 4 de abril de 2013,[25] é definido o que é educação especial para o TEA:

Art. 58. Entende-se por educação especial, para os efeitos desta Lei, a modalidade de educação escolar oferecida preferencialmente na rede regular de ensino, para educandos com deficiência, transtornos globais do desenvolvimento e altas habilidades ou superdotação.

§ 1º Haverá, quando necessário, serviços de apoio especializado, na escola regular, para atender às peculiaridades da clientela de educação especial.

§ 2º O atendimento educacional será feito em classes, escolas ou serviços especializados, sempre que, em função das condições específicas dos alunos, não for possível a sua integração nas classes comuns de ensino regular.

Art. 59. Os sistemas de ensino assegurarão aos educandos com deficiência, transtornos globais do desenvolvimento e altas habilidades ou superdotação:[25]

I – currículos, métodos, técnicas, recursos educativos e organização específicos, para atender às suas necessidades;
II – terminalidade específica para aqueles que não puderem atingir o nível exigido para a conclusão do ensino fundamental, em virtude de suas deficiências, e aceleração para concluir em menor tempo o programa escolar para os superdotados;
III – professores com especialização adequada em nível médio ou superior, para atendimento especializado, bem como professores do ensino regular capacitados para a integração desses educandos nas classes comuns;
IV – educação especial para o trabalho, visando a sua efetiva integração na vida em sociedade, inclusive condições adequadas para os que não revelarem capacidade de inserção no trabalho competitivo, mediante articulação com os órgãos oficiais afins, bem como para aqueles que apresentam uma habilidade superior nas áreas artística, intelectual ou psicomotora;
V – acesso igualitário aos benefícios dos programas sociais suplementares disponíveis para o respectivo nível do ensino regular.

Parágrafo único. O poder público adotará, como alternativa preferencial, a ampliação do atendimento aos educandos com deficiência, transtornos globais do desenvolvimento e altas habilidades ou superdotação na própria rede pública regular de ensino, independentemente do apoio às instituições previstas neste artigo.

Portanto, essa lei, de 2013,[25] assegura o direito a uma educação especial para os indivíduos com TEA e novamente estabelece que currículos, métodos, técnicas, recursos educativos e organização específicos são competências da educação.

COMENTÁRIO: a lei determina que currículos, técnicas e recursos educativos são da competência da educação. Ao médico assistente cabe informar, em relatório médico, as limitações que o educando apresenta.

Em junho de 2014 foi aprovado o Plano Nacional de Educação (PNE), que, no artigo 8º e nas metas 4 e 6, trata sobre a educação para a população com TEA.

> Lei nº 13.005, de 25 de junho de 2014. Aprova o Plano Nacional de Educação – PNE e dá outras providências.
>
> Art. 8º. Os Estados, o Distrito Federal e os Municípios deverão elaborar seus correspondentes planos de educação, ou adequar os planos já aprovados em lei, em consonância com as diretrizes, metas e estratégias previstas neste PNE, no prazo de 1 (um) ano contado da publicação desta Lei.
>
> § 1º Os entes federados estabelecerão nos respectivos planos de educação estratégias que:
>
> III – **garantam o atendimento das necessidades específicas na educação especial, assegurado o sistema educacional inclusivo em todos os níveis, etapas e modalidades;** [...][49]
>
> **ANEXO**
>
> METAS E ESTRATÉGIAS
>
> **Meta 4:** universalizar, para a população de 4 (quatro) a 17 (dezessete) anos com deficiência, transtornos globais do desenvolvimento e altas habilidades ou superdotação, o acesso à educação básica e ao atendimento educacional especializado, **preferencialmente na rede regular de ensino, com a garantia de sistema educacional inclusivo, de salas de recursos multifuncionais, classes, escolas ou serviços especializados, públicos ou conveniados.**
>
> Estratégias:
>
> 4.4) **garantir atendimento educacional especializado em salas de recursos multifuncionais, classes, escolas ou serviços especializados,** públicos ou conveniados, nas formas complementar e suplementar, a todos (as) alunos (as) com deficiência, transtornos globais do desenvolvimento e altas habilidades ou superdotação, matriculados na rede pública de educação básica, conforme necessidade identificada por meio de avaliação, ouvidos a família e o aluno;

Meta 6: oferecer educação em tempo integral em, no mínimo, 50% (cinquenta por cento) das escolas públicas, de forma a atender, pelo menos, 25% (vinte e cinco por cento) dos (as) alunos (as) da educação básica.

Estratégias:

6.8) garantir a educação em tempo integral para pessoas com deficiência, transtornos globais do desenvolvimento e altas habilidades ou superdotação na faixa etária de 4 (quatro) a 17 (dezessete) anos, **assegurando atendimento educacional especializado complementar e suplementar ofertado em salas de recursos multifuncionais da própria escola ou em instituições especializadas;** [...][49]

A lei aponta a necessidade de haver as opções de "**sistema educacional inclusivo, de salas de recursos multifuncionais, classes, escolas ou serviços especializados, públicos ou conveniados**".[49] O médico deve descrever em seu relatório as limitações que o estudante apresenta, e o professor, juntamente à escola, tem a responsabilidade de definir quais metodologia de ensino e ambiente escolar serão melhores para que as capacidades do aluno sejam mais bem desenvolvidas.

> **COMENTÁRIO:** vale esclarecer que isso significa que as escolas devem ter recursos para atendimento especializado em, no mínimo, regime de 20 horas semanais, podendo chegar a 40 horas semanais. Isso implica não somente dispor de recursos físicos, como espaços especialmente preparados, mas também de recursos pedagógicos e recursos de pessoal especializado que, dessa forma, não se constituem em pessoal ligado à área da saúde, e sim da educação.

Em 30 de setembro de 2020 foi promulgado o Decreto nº 10.502,[25] que trata sobre a Política Nacional de Educação Especial. Dentro deste, o que nos interessa em relação ao TEA:

CAPÍTULO I

Art. 1º. Fica instituída a Política Nacional de Educação Especial: Equitativa, Inclusiva e com Aprendizado ao Longo da Vida, por meio da qual a União, em colaboração com os Estados, o Distrito Federal e os Municípios, implementará programas e ações com vistas à garantia dos direitos à educação e ao atendimento educacional especializado aos educandos com deficiência, transtornos globais do desenvolvimento e altas habilidades ou superdotação.

Art. 2º. Para fins do disposto neste Decreto, considera-se:

I – educação especial – modalidade de educação escolar oferecida, preferencialmente, na rede regular de ensino aos educandos com deficiência, transtornos globais do desenvolvimento e altas habilidades ou superdotação;
VI – escolas especializadas – instituições de ensino planejadas para o atendimento educacional aos educandos da educação especial que não se beneficiam, em seu desenvolvimento, quando incluídos em escolas regulares inclusivas e que apresentam demanda por apoios múltiplos e contínuos;
X – escolas regulares inclusivas – instituições de ensino que oferecem atendimento educacional especializado aos educandos da educação especial em classes regulares, classes especializadas ou salas de recursos;
XI – planos de desenvolvimento individual e escolar – instrumentos de planejamento e de organização de ações, cuja elaboração, acompanhamento e avaliação envolvam a escola, a família, os profissionais do serviço de atendimento educacional especializado, e que possam contar com outros profissionais que atendam educandos com deficiência, transtornos globais do desenvolvimento e altas habilidades ou superdotação.

CAPÍTULO VI

Art. 8º. Atuarão, de forma colaborativa, na prestação de serviços da educação especial:

I – equipes multiprofissionais e interdisciplinares (fonoaudiologia, psicologia, psicopedagogia e terapia ocupacional) de educação especial;
IV – professores da educação especial;
V – profissionais de apoio escolar ou acompanhantes especializados, de que tratam o inciso XIII do caput do art. 3º da Lei nº

13.146, de 2015 - Estatuto da Pessoa com Deficiência, e o parágrafo único do art. 2º da Lei nº 12.764, de 2012; (Decreto).[25]

Lei nº 13.146, de 2015 (Estatuto da pessoa com deficiência).[50]

XIII – profissional de apoio escolar: pessoa que exerce atividades de alimentação, higiene e locomoção do estudante com deficiência e atua em todas as atividades escolares nas quais se fizer necessária, em todos os níveis e modalidades de ensino, em instituições públicas e privadas, excluídas as técnicas ou os procedimentos identificados com profissões legalmente estabelecidas;

Lei nº 12.764, de 2012 (Política Nacional de Proteção dos Direitos da Pessoa com Transtorno do Espectro Autista)[32]

Parágrafo único. Em casos de comprovada necessidade, a pessoa com transtorno do espectro autista incluída nas classes comuns de ensino regular, nos termos do inciso IV do art. 2º, terá direito a acompanhante especializado.

Em 1º de janeiro de 2023, o Decreto nº 11.370[51] revogou na íntegra o Decreto nº 10.502, de 30 de setembro de 2022, e remete ao art. 8º, § 1º, da Lei nº 9.394, de 20 de dezembro de 1996, que estabelece as diretrizes e bases da educação nacional.

Lei nº 9.394, de 20 de dezembro de 1996

TÍTULO IV

Da Organização da Educação Nacional

Art. 8º. A União, os Estados, o Distrito Federal e os Municípios organizarão, em regime de colaboração, os respectivos sistemas de ensino.

§ 1º Caberá à União a coordenação da política nacional de educação, articulando os diferentes níveis e sistemas e exercendo função normativa, redistributiva e supletiva em relação às demais instâncias educacionais.

§ 2º Os sistemas de ensino terão liberdade de organização nos termos desta Lei.

O Decreto nº 11.370[51] estabelece que "os sistemas de ensino terão liberdade de organização", então, ratificamos, a escola, os professores e os pedagogos definem a metodologia de ensino, tendo por base as limitações do aluno, descritas no relatório médico.

Considerando-se a educação dos indivíduos com TEA, podemos concluir, a partir das leis mencionadas, que é obrigatório e garantido pelo Estado que estejam na escola dos 4 aos 17 anos, por um período mínimo de 4 horas ao dia, com suas limitações sendo respeitadas e atendidas. Quando pertinente, o médico pode indicar um acompanhante especializado em sala de aula para o aluno, conforme a Lei nº 12.764, de 2012,[32] em seu parágrafo único do artigo 2º, e a Lei nº 13.146,[50] de 2015, inciso XIII do caput do artigo 3º, já citadas anteriormente.

A indicação realizada por parte do médico significa que esse acompanhante (um auxiliar de ensino) deve ter as características demandadas pela escola e faz parte, portanto, do sistema educacional, e não da saúde, visto que a criança necessita de um acompanhante para que realize, a contento, a proposta escolar. O tipo de escola e projeto educacional são definidos pelos profissionais da educação, que devem estar capacitados para tal, não sendo, portanto, atributo médico.

Reforçamos, ainda, que desde a entrada na creche até o fim do ensino médio, a criança ou o adolescente com TEA permanece na escola por no mínimo 4 horas ao dia, 20 horas semanais, ficando aos cuidados da educação e não da saúde. Caso, nesse período, ocorra atendimento de fonoaudiologia, psicologia e terapia ocupacional, estes são de responsabilidade da escola, e não do atendimento de saúde. Nas demais horas do dia, cabe ao médico assistente indicar os tratamentos clínicos necessários, em ambiente clínico ou domiciliar. Atendimentos na escola são de responsabilidade da própria escola.

3 LEI ORGÂNICA DA ASSISTÊNCIA SOCIAL (LOAS)

A Lei nº 8.742, de 7 de dezembro de 1993,[52] dispõe sobre a organização da assistência social e, em seu artigo 2º, trata sobre benefício de prestação continuada:

> Art. 2º. A assistência social tem por objetivos:
>
> e) a garantia de 1 (um) salário-mínimo de benefício mensal à pessoa com deficiência e ao idoso que comprovem não possuir meios de prover a própria manutenção ou de tê-la provida por sua família.[52]

Esse mesmo benefício é assegurado no artigo 40 da Lei nº 13.146, de 6 de julho de 2015 (Estatuto da pessoa com deficiência):[53]

> Art. 40. É assegurado à pessoa com deficiência que não possua meios para prover sua subsistência nem de tê-la provida por sua família o benefício mensal de 1 (um) salário-mínimo, nos termos da Lei nº 8.742, de 7 de dezembro de 1993.

A Lei nº 14.176, de 22 de julho de 2021,[54] altera a Lei nº 8.742, de 7 de dezembro de 1993, e estabelece o critério de renda familiar *per capita* para acesso ao benefício de prestação continuada, como mostra o parágrafo 3º:

> § 3º Observados os demais critérios de elegibilidade definidos nesta Lei, terão direito ao benefício financeiro de que trata o caput deste artigo a pessoa com deficiência ou a pessoa idosa com renda familiar mensal per capita igual ou inferior a 1/4 (um quarto) do salário-mínimo.[54]

COMENTÁRIO: a partir dessas leis, podemos concluir que a pessoa com TEA, independentemente da idade, pode solicitar a aquisição do **benefício de prestação continuada** ao Estado, cabendo ao médico assistente fornecer um relatório médico contendo o diagnóstico de TEA e o tratamento a que está submetida no momento. A autorização de benefício, como observado nas leis, dependerá não só das limitações relativas ao TEA, mas também da condição socioeconômica da família, cuja avaliação não é da competência do médico assistente e, por isso, não deve constar em seu relatório.

4 CURATELA

Quanto à responsabilidade civil, o indivíduo maior de 18 anos com TEA e DI é considerado incapaz perante a lei e, para sua proteção, deve ser realizado o processo de curatela, instrumento jurídico previsto no Código Civil Brasileiro como uma forma de representação das pessoas incapazes para os atos civis. O artigo 1.767 do Código Civil determina que estão sujeitos à curatela "aqueles que, por causa transitória ou permanente, não puderem exprimir sua vontade".[34]

A Lei nº 13.146 (Estatuto da pessoa com deficiência) trata sobre a curatela em seu artigo 84:[53]

> Art. 84. A pessoa com deficiência tem assegurado o direito ao exercício de sua capacidade legal em igualdade de condições com as demais pessoas.
>
> § 1º Quando necessário, a pessoa com deficiência será submetida à curatela, conforme a lei.
>
> § 3º A definição de curatela de pessoa com deficiência constitui medida protetiva extraordinária, proporcional às necessidades e às circunstâncias de cada caso, e durará o menor tempo possível.
>
> § 4º Os curadores são obrigados a prestar, anualmente, contas de sua administração ao juiz, apresentando o balanço do respectivo ano.

No processo de curatela, o juiz nomeia um curador, que pode ser um dos genitores, e este fica responsável pelos interesses da pessoa com TEA, mas presta constas ao juiz, sendo uma medida jurídica de proteção dessa população.

5 TRABALHO

A Lei nº 8.213, de 24 de julho de 1991,[55] estabelece as cotas de vagas de emprego que as empresas com 100 ou mais empregados estão obrigadas a preencher:

> Art. 93. A empresa com 100 (cem) ou mais empregados está obrigada a preencher de 2% (dois por cento) a 5% (cinco por cento) dos seus cargos com beneficiários reabilitados ou pessoas portadoras de deficiência, habilitadas, na seguinte proporção:
>
> I – até 200 empregados: 2%;
> II – de 201 a 500: 3%;
> III – de 501 a 1.000: 4%;
> IV – de 1.001 em diante: 5%.

É importante observar que a lei se refere a reabilitados ou pessoas com deficiência habilitadas para exercer a função, e não cita qual tipo de deficiência, o que nos faz pensar que indivíduos com TEA e DI devem ser menos contratados. Reabilitados, também chamados de readaptados, são os trabalhadores que, por quaisquer alterações física ou mental, se encontram, temporária ou definitivamente, impossibilitados de exercer sua função no cargo para o qual foram contratados, mas tendo capacidade laborativa residual, o que os contraindica à aposentadoria por invalidez. Em um processo de readaptação, o trabalhador não pode ser desviado de sua função original e deve ser reabilitado dentro dela de forma compatível com sua nova situação clínica. Assim, conforme a lei, o empregador pode se valer de funcionário já reabilitado ou outro trabalhador com uma deficiência qualquer, mas habilitado ao cargo em questão. Com isso, podemos deduzir que um indivíduo com TEA e DI terá menores chances de suprir as demandas do trabalho, sendo estas mais difíceis quanto maior for a DI. Outros pontos importantes de serem observados são que, pela Lei nº 12.764, em relação ao trabalho:[32]

> Art. 1º. Esta Lei institui a Política Nacional de Proteção dos Direitos da Pessoa com Transtorno do Espectro Autista e estabelece diretrizes para sua consecução.
>
> [...]
>
> § 2º A pessoa com transtorno do espectro autista é considerada pessoa com deficiência, para todos os efeitos legais.
>
> Art. 2º. São diretrizes da Política Nacional de Proteção dos Direitos da Pessoa com Transtorno do Espectro Autista: [...]
>
> V – o estímulo à inserção da pessoa com transtorno do espectro autista no mercado de trabalho, observadas as peculiaridades da deficiência e as disposições da Lei nº 8.069, de 13 de julho de 1990 (Estatuto da Criança e do Adolescente); [...]
>
> Art. 3º. São direitos da pessoa com transtorno do espectro autista: [...]
>
> IV – o acesso: [...]
>   c) ao mercado de trabalho.

A questão do trabalho se torna ainda mais discutível quando o indivíduo com TEA não apresenta DI, pois:

- a decisão de se apresentar como pessoa com deficiência é do indivíduo, assim, cabe ao médico assistente somente informar o diagnóstico em relatório se for solicitado pelo próprio paciente;

- em caso de concurso público, o indivíduo com TEA que assim se declarar no ato da inscrição, caso seja aprovado, será avaliado na perícia para o ingresso, na qual constará o transtorno.

6 | MORADIA

Em relação à moradia, a Lei nº 12.764, de 27 de dezembro de 2012, determina:[32]

> Art. 2º. São diretrizes da Política Nacional de Proteção dos Direitos da Pessoa com Transtorno do Espectro Autista:
>
> Parágrafo único. Para cumprimento das diretrizes de que trata este artigo, o poder público poderá firmar contrato de direito público ou convênio com pessoas jurídicas de direito privado.
>
> Art. 3º. São direitos da pessoa com transtorno do espectro autista:
>
> I – a vida digna, a integridade física e moral, o livre desenvolvimento da personalidade, a segurança e o lazer; [...]
> IV – o acesso: [...]
> à moradia, inclusive à residência protegida.

A Lei nº 13.146, de 6 de julho de 2015, que institui o Estatuto da pessoa com deficiência, também se refere à moradia:[50]

> Art. 3º. Para fins de aplicação desta Lei, consideram-se: [...]
>
> X – residências inclusivas: unidades de oferta do Serviço de Acolhimento do Sistema Único de Assistência Social (SUAS) localizadas em áreas residenciais da comunidade, com estruturas adequadas, que possam contar com apoio psicossocial para o atendimento das necessidades da pessoa acolhida, destinadas a jovens e adultos com deficiência, em situação de dependência, que não dispõem de condições de autossustentabilidade e com vínculos familiares fragilizados ou rompidos;
> XI – moradia para a vida independente da pessoa com deficiência: moradia com estruturas adequadas capazes de proporcionar ser-

viços de apoio coletivos e individualizados que respeitem e ampliem o grau de autonomia de jovens e adultos com deficiência.

CAPÍTULO V

DO DIREITO À MORADIA

Art. 31. A pessoa com deficiência tem direito à moradia digna, no seio da família natural ou substituta, com seu cônjuge ou companheiro ou desacompanhada, ou em moradia para a vida independente da pessoa com deficiência, ou, ainda, em residência inclusiva.

§ 1º O poder público adotará programas e ações estratégicas para apoiar a criação e a manutenção de moradia para a vida independente da pessoa com deficiência.

§ 2º A proteção integral na modalidade de residência inclusiva será prestada no âmbito do SUAS à pessoa com deficiência em situação de dependência que não disponha de condições de autossustentabilidade, com vínculos familiares fragilizados ou rompidos.

Assim, a moradia não deve ser indicação e ter caráter médico, mas caráter social de proteção e amparo, ligando-se às políticas sociais, e não às de saúde. A lei determina que é de responsabilidade do Estado providenciar e manter o indivíduo com TEA em uma moradia protegida, valendo-se, para isso, de serviços públicos, privados ou de convênios. Considerando-se que a idade adulta corresponde ao maior período da vida de qualquer pessoa, a questão da moradia é de extrema importância, mas muito pouco discutida e defendida.

Embora a indicação de moradia protegida possa se originar de uma orientação médica, a decisão sobre o adulto com TEA passar a residir nesse tipo de local é da família, e ocorrerá mediante suas necessidades de suporte, bem como da capacidade familiar de oferecer esse sistema de apoio considerando-se questões financeiras e aspectos pessoais referentes aos cuidadores. O médico assistente pode indicar as limitações da pessoa com TEA a fim de determinar o nível de vigilância e de cuidado necessários, porém, a escolha da moradia é decisão da família ou do responsável legal.

A partir da idade adulta até a velhice, o indivíduo com TEA requer cuidados e vigilância, cabendo à saúde, nessa fase da vida, os cuidados básicos de manutenção, assim como para qualquer outro indivíduo, além dos cuidados de manutenção em relação ao TEA, como necessidade de acompanhamento psicológico ou de outro tipo de reabilitação funcional. Há, ainda, assim como em qualquer programação para adultos e idosos, a necessidade de atividades de manutenção, tanto físicas como mentais, bem como os cuidados relativos ao lugar de moradia, que dependem da promoção social, e não da saúde.

> **COMENTÁRIO:** a indicação de uma residência não se constitui em uma prescrição médica e, portanto, foge às demandas da saúde.

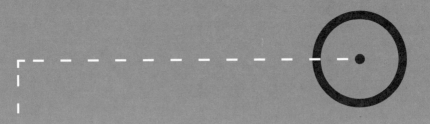

7 PROPOSTA PARA A CONFECÇÃO DE RELATÓRIO MÉDICO

De acordo com o escopo destas diretrizes, apresentamos uma proposta de modelo de relatório visando a auxiliar o trabalho médico no que se refere a diagnóstico e encaminhamento sem ultrapassar seus limites legais. Isso se faz necessário porque em todo ato médico existe a responsabilidade ética e civil que não deve ser desconsiderada ou esquecida.

Assim, prontuários, prescrições e relatórios são documentos legais de responsabilidade exclusiva do médico e devem expressar o cuidar do paciente, o que deve ser feito com todo o cuidado, uma vez que, como documento médico, podem vir a fazer parte de processos ético, civil ou criminal.

O relatório médico deve indicar sempre o início da doença, do transtorno ou do atendimento, informando a periodicidade das consultas realizadas. Corresponde a uma descrição feita pelo médico assistente de todo o caso clínico do paciente em questão e a proposta terapêutica indicada deve ter eficácia comprovada, à luz das ciências da saúde e com base em evidências científicas.

1 | PROPOSTA DE MODELO DE RELATÓRIO À GUISA DE EXEMPLO

> Atendendo aos dizeres de solicitação do responsável através do pedido de relatório médico, transcrevo abaixo a informação confidencial dentro do que preceitua a ética médica.
>
> Data de entrega do relatório
>
> Assinatura do responsável pela criança e pelo pedido
>
> **RELATÓRIO PSIQUIÁTRICO**
>
> ### 1 IDENTIFICAÇÃO
>
> - Nome:
> - Sexo:
> - Idade:
> - Local de nascimento:
> - Estado civil:
> - Escolaridade:
> - Profissão:
>
> ### 2 EXAME PSÍQUICO
>
> Paciente por mim avaliado inicialmente em data do primeiro exame, com quadro caracterizado por isolamento, ausência de linguagem, diminuição da sensibilidade a dor, aumento da sensibilidade a sons, dificuldades na relação com outras pessoas (usando-as para atingir suas finalidades), pequena noção de perigo, reconhecimento oral, estereotipias gestuais, uso inadequado de brinquedos, sem atividades de imitação, inquieto e tendência a rotinas. Foi então diagnosticado como apresentando quadro compatível com F84 (CID-10),[8] devido à presença de alterações na sociabilidade (isolamento intenso), na linguagem (ausência total de linguagem) e na atividade imaginativa (reconhecimento oral, estereotipias de movimento, sem atividades de imitação). Ao exame não apresentou capacidade para exercer funções habituais, sendo seus pais orientados quanto ao fato.

3 EVOLUÇÃO

Posteriormente, passou por novas consultas em data da consulta seguinte, ainda não sendo medicado. Ao ser avaliado em nova data de consulta, seu quadro de base permanecia similar, porém, devido à inquietação, foi medicado com pimozida (0,75 mg/dia).

Retornou em nova data de consulta, continuando a se apresentar bastante agitado, razão pela qual a dose de pimozida foi aumentada para 2 mg/dia.

Em nova data de consulta, foi reavaliado e, devido à intensa agitação, foi retirada a pimozida e introduzida levomepromazina (75 mg/dia), que se mostrou capaz de conter sua agitação. Em data, apresentou crises convulsivas generalizadas.

Nesse momento, encontra-se medicado com levomepromazina (150 mg/dia) e divalproato de sódio (1.250 mg/dia), apresentando quadro mais estável, sendo mais capaz de acompanhar programa de reabilitação de base comportamental, bem como atendimento multidisciplinar compreendendo psicologia, fonoaudiologia e terapia ocupacional.

Continua em atendimento clínico até a presente data, não tendo apresentado necessidade de internação psiquiátrica.

4 CONCLUSÃO

Paciente apresenta quadro crônico, com prognóstico reservado, sendo incapaz para atos da vida civil pelos déficits de sociabilidade, linguagem e capacidade imaginativa, bem como pelo déficit cognitivo grave associado, que requer cuidados constantes e permanentes.

O déficit de sociabilidade caracteriza-se por isolamento e linguagem sem função comunicativa, ao passo que a atividade ritualística (déficit na capacidade imaginativa) se caracteriza por tendência à imutabilidade e resistência a mudanças de ambiente e rotinas, com reações caracterizadas por agitação, irritabilidade e agressividade.

Dessa maneira, esclarecemos que o paciente em questão é totalmente dependente, constituindo quadro grave de alienação mental, que não se altera com o tempo nem com outras propostas terapêuticas conhecidas até o presente momento.

Local, data da confecção do relatório

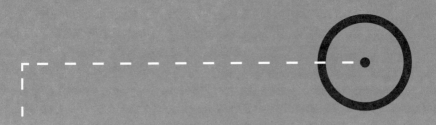

8 RESUMO

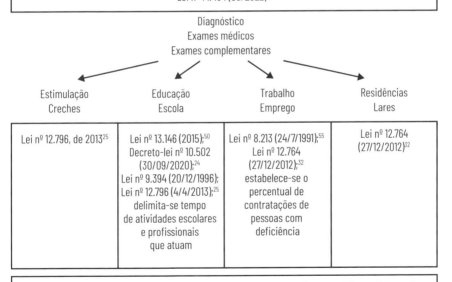

| Regulamentado por: Decreto nº 7.508 (28/6/2011) – SUS;[41] Medida Provisória nº 2.177-44 (24/8/2001);[43] Lei nº 14.454 (09/2022)[31] |

Diagnóstico
Exames médicos
Exames complementares

Estimulação Creches	Educação Escola	Trabalho Emprego	Residências Lares
Lei nº 12.796, de 2013[25]	Lei nº 13.146 (2015);[50] Decreto-lei nº 10.502 (30/09/2020);[24] Lei nº 9.394 (20/12/1996); Lei nº 12.796 (4/4/2013);[25] delimita-se tempo de atividades escolares e profissionais que atuam	Lei nº 8.213 (24/7/1991);[55] Lei nº 12.764 (27/12/2012);[32] estabelece-se o percentual de contratações de pessoas com deficiência	Lei nº 12.764 (27/12/2012)[32]

Terapias associadas aos programas mencionados devem ser executadas em ambiente clínico e são regulamentadas por: Decreto nº 7.508 (28/6/2011) – SUS;[41] Medida Provisória nº 2.177-44 (24/8/2001);[43] Lei nº 14.454 (09/2022) – Saúde suplementar.[31] Cabem, assim, aos sistemas de saúde, sejam eles SUS ou saúde suplementar.

9 CONSIDERAÇÕES FINAIS

Este trabalho objetivou apresentar orientações ao médico assistente naquilo que se refere ao diagnóstico e ao projeto terapêutico do paciente com TEA dentro de suas possibilidades e perspectivas sociais e legais. Embora tenha sido abordada também a saúde suplementar, a maior parte das pessoas assistidas depende do SUS, razão pela qual, ao mencionarmos as possibilidades terapêuticas, citamos também as leis que permitem que elas sejam realizadas por diferentes comunidades a partir dos recursos disponíveis (escolas comuns, ambulatórios, Centros de Atenção Psicossocial (CAPS) e demais recursos comunitários), uma vez que são previstos nas leis que regulamentam o atendimento.

Da mesma forma, em relação à saúde suplementar, procuramos apresentar ao médico até onde vão seus limites, uma vez que lhe cabe somente a indicação de atendimento à saúde (não escolar ou de qualquer outro tipo), e que este, quando indicado, refere-se somente ao modelo de atendimento e não a um tipo específico de procedimento que, por questões éticas e legais, cabe ao profissional que irá implementá-lo.

Lembramos, ainda, que estas diretrizes devem ser sistematicamente atualizadas, principalmente em função das mudanças legais. Esperamos, no entanto, que elas contribuam para um melhor atendimento e para a mobilização de todo o sistema de saúde no que se refere ao cuidado de pessoas com TEA, uma vez que proporcionam ao médico um conhecimento relativo, inclusive, às áreas em que não interfere diretamente, mas pelas quais é solicitado e, por meio das quais, opta pelo modelo terapêutico que mais lhe parece efetivo.

REFERÊNCIAS

1. Assis M. O alienista [Internet]. [capturado em 23 abr 2024]. Disponível em: http://www.biblio.com.br/conteudo/MachadodeAssis/alienista.htm.
2. Brasil. Ministério da Saúde. Diretrizes de atenção à reabilitação da pessoa com transtornos do espectro do autismo (TEA). Brasília: MS; 2014.
3. Gillberg C. Autism and pervasive developmental disorders. J Child Psychol Psychiat. 1990;31(1):99-119.
4. Del Prette ZAP, Del Prette A. Psicologia das habilidades sociais na infância: teoria e prática. Petrópolis: Vozes; 2005.
5. Frith U. Autism, explaining the enigma. Oxford: Blackwell; 1989.
6. Happé FGE. Wechsler IQ profile and theory of mind in autism: a research note. J Child Psychiat. 1994;35(8):1461-71.
7. American Psychiatric Association. Manual diagnóstico e estatístico de transtornos mentais: DSM-5-TR. 5.ed. rev. Porto Alegre: Artmed, 2023.
8. Organização Mundial da Saúde. Classificação internacional de doenças (CID-10). Porto Alegre: Artmed; 1993.
9. Organização Mundial da Saúde. CID-11: classificação internacional de doenças para estatísticas de mortalidade e morbidade: décima primeira revisão [Internet]. OMS; 2022 [capturado em 23 abr 2024]. Disponível em: https://icd.who.int/icd11refguide/en/index.html#1.2.4Generalfeature sofICD-11|general-features-of-icd11|c1-2-4.
10. Assumpção FB, Jr. Deficiência intelectual. In: Assumpção FB, Jr., Kuczynski E, Assumpção TM, editores. Tratado de psiquiatria da infância e adolescência. Rio de Janeiro: Atheneu; 2022.

11. Chiarotti F, Venerosi A. Epidemiology of autism spectrum disorders: a review of worldwide prevalence estimates since 2014. Brain Sci. 2020;10(5):274.
12. Rutter M. Incidence of autism spectrum disorders: changes over time and their meaning. Acta Paediatr. 2005;94(1):2-15.
13. Maenner MJ, Shaw KA, Bakian AV, Bilder DA, Durkin MS, Esler A, et al. Prevalence and Characteristics of Autism Spectrum Disorder Among Children Aged 8 Years – autism and developmental disabilities monitoring network, 11 sites, United States, 2018. MMWR Surveill Summ. 2021;70(11):1-16.
14. Rasga C, Santos JX, Café C, Oliveira A, Duque F, Nunes A, et al. Prevalência da perturbação do espectro do autismo na região Centro de Portugal: um estudo no âmbito do projeto ASDEU. Bol Epidemiol. 2020;(27):47-51.
15. Fuentes J, Basurko A, Isasa I, Galende I, Muguerza MD, García-Primo P, et al. The ASDEU autism prevalence study in northern Spain. Eur Child Adolesc Psychiatry. 2021;30(4):579-89.
16. Narzisi A, Posada M, Barbieri F,Chericoni N, Ciuffolini D, Pinzino M, et al. Prevalence of autism spectrum disorder in a large Italian catchment area: a school-based population study within the ASDEU project. Epidemiol Psychiatr Sci. 2018;29:e5.
17. Delobel-Ayoub M, Saemundsen E, Gissler M, Ego A, Moilanen I, Ebeling H, et al. Prevalence of autism spectrum disorder in 7-9-year-old children in Denmark, Finland, France and Iceland: a population-based registries approach within the ASDEU Project. J Autism Dev Disord. 2020;50(3):949-59.
18. Garcia AHC, Viveiros MM, Scwartzman JS, Brunoni D. Transtornos do espectro do autismo: avaliação e comorbidades em alunos de Barueri, São Paulo. Psicol Teor Prat. 2016;18(1):166-77.
19. Matson JL, Goldin R. Comorbidity and autism: trends, topics and future directions.Rev Autism Spect Dis. 2013;7:1228-33.
20. Doshi-Velez F, Ge Y, Kohane I. Comorbidity clusters in autism spectrum disorders: an eletronic health record time-series analysis. Pediatrics. 2014;133(1):e54-63.
21. Siegel M, Beaulieu AA. Psychotropic medications in children with autism spectrum disorders: a systematic review and synthesis for evidence-based practice. J Autism Dev Disord. 2012;42:1592-605.
22. Hendren RL. Autism: biomedical complementary treatment approaches. Child Adolesc Psychiatr Clin North Am. 2013;22(3):443-56.
23. American Psychiatric Association. Diagnostic and Statistical Manual of Mental Disorders: DSM-IV-TR. Washington: APA; 2000.
24. Brasil. Decreto nº 10.502, de 30 de setembro de 2020. Institui a política nacional de educação especial: equitativa, inclusiva e com aprendizado ao longo da vida. Brasília: Presidência da República; 2020.
25. Brasil. Lei nº 12.796, de 4 de abril de 2013. Altera a Lei nº 9.394, de 20 de dezembro de 1996, que estabelece as diretrizes e bases da educação nacional, para dispor sobre a formação dos profissionais da educação e dar outras providências. Brasília: Presidência da República; 2013.

26. Mansur OMFC, Nunes LOP, Colares AFN, Silva BMPB. Sinais de alerta para transtorno do espectro do autismo em crianças de 0 a 3 anos. Rev Cient Fac Med Campos. 2017;12(3):34-40.
27. Hormercher BM, Peres LS, Santos LS, Arruda LF, Smeha LN. Observação materna: primeiros sinais do Transtorno do Espectro Autista Maternal. Estud Pesq Psicol. 2000;20(2):540-58.
28. Moraes GTG, Nascimento LR, Tamarozzi GA. Marcos do desenvolvimento infantil e sua relação com o diagnóstico precoce de transtorno de espectro autista. Human Inov. 2022;9(24):288-300.
29. Queirós AS. Estimulação precoce (Projeto Miniplan). Brasília: MEC; 1994.
30. Schopler E, Reichler RJ, Bashford A, Lansing MD, Marcus LM. Individualized assessment and treatment for autistic and developmentally disabled children. Austin: Pro-Ed; 1990. Vol. 1.
31. Brasil. Lei nº 14.454, de 21 de setembro de 2022. Altera a Lei nº 9.656, de 3 de junho de 1998, que dispõe sobre os planos privados de assistência à saúde, para estabelecer critérios que permitam a cobertura de exames ou tratamentos de saúde que não estão incluídos no rol de procedimentos e eventos em saúde suplementar. Brasília: Presidência da República; 2022.
32. Brasil. Lei nº 12.764, de 27 de dezembro de 2012. Política Nacional de Proteção dos Direitos da Pessoa com Transtorno do Espectro Autista. Brasília: Presidência da República; 2012.
33. Aguiar C, Assumpção FB. Adulto e idoso autista: perspectivas. In: Assumpção FB, Jr., Del Porto JA, editores. Autismo no adulto. Porto Alegre: Artmed; 2023.
34. Brasil. Lei nº 10.406, de 10 de janeiro de 2002. Institui o Código Civil. Brasília: Presidência da República; 2002.
35. Human Rights Watch. Eles ficam até morrer. HRW [Internet]. 2018 [capturado em 23 abr 2024]. Disponível em: https://www.hrw.org/pt/report/2018/05/23/318010.
36. Assumpção FB, Jr. Residências. In: Assumpção FB, Jr., Kuczynski E, Assumpção TM, editores. Tratado de psiquiatria da infância e adolescência. Rio de Janeiro: Atheneu; 2022.
37. Braga BE, Santos IC, Rodrigues S, Filho, Nakano SMS. Perícia médica. Brasília: Conselho Federal de Medicina; 2012.
38. Brasil. Constituição da República Federativa do Brasil de 1988. Brasília: Presidência da República; 1988.
39. Brasil. Lei nº 8.080, de 19 de setembro de 1990. Código civil brasileiro e legislação correlata. 2. ed. Brasília: Senado Federal; 2008.
40. Brasil. Lei nº 8.142, de 28 de dezembro de 1990. Dispõe sobre a participação da comunidade na gestão do Sistema Único de Saúde – SUS e sobre as transferências intergovernamentais de recursos financeiros na área da saúde e dá outras providências. Brasília: Presidência da República; 1990.
41. Brasil. Decreto nº 7.508, de 28 de junho de 2011. Regulamenta a Lei nº 8.080, de 19 de setembro de 1990, para dispor sobre a organização do Sistema Único de Saúde – SUS, o planejamento da saúde, a assistência à saúde e a articulação interfederativa, e dá outras providências. Brasília: Presidência da República; 2011.
42. Brasil. Lei nº 9.656, de 03 de junho de 1998. Dispõe sobre os planos e seguros privados de assistência à saúde. Brasília: Presidência da República; 1998.

43. Brasil. Medida Provisória nº 2.177-44, de 24 de agosto de 2001. Altera a Lei nº 9.656, de 3 de junho de 1998. Brasília: Presidência da República; 2001.
44. Brasil. Lei nº 9.961 de 28 de janeiro de 2000. Cria a Agência Nacional de Saúde Suplementar – ANS e dá outras providências. Brasília: Presidência da República; 2000.
45. Brasil. Ministério da Saúde. Resolução normativa ANS nº 555, de 14 de dezembro de 2022. Dispõe sobre o rito processual de atualização do Rol de Procedimentos e Eventos em Saúde, altera a Resolução Normativa nº 259, de 17 de junho de 2011 e a Resolução Normativa nº 465, de 24 de fevereiro de 2021 e revoga a Resolução Normativa nº 470, de 9 de julho de 2021 e a Resolução Normativa nº 474, de 25 de novembro 2021. Brasília: MS; 2021.
46. Brasil. Ministério da Saúde. Resolução normativa – RN nº 465 de 24 de fevereiro de 2021. Atualiza o Rol de Procedimentos e Eventos em Saúde que estabelece a cobertura assistencial obrigatória a ser garantida nos planos privados de assistência à saúde contratados a partir de 1º de janeiro de 1999 e naqueles adaptados conforme previsto no artigo 35 da Lei n.º 9.656, de 3 de junho de 1998; fixa as diretrizes de atenção à saúde; e revoga a Resolução Normativa – RN nº 428, de 7 de novembro de 2017, a Resolução Normativa – RN n.º 453, de 12 de março de 2020, a Resolução Normativa – RN n.º 457, de 28 de maio de 2020 e a RN n.º 460, de 13 de agosto de 2020. Diário Oficial da União. 2021;40(seção 1):115.
47. Brasil. Ministério da Saúde. Resolução normativa ANS nº 539, de 23 de junho de 2022. Altera a Resolução Normativa – RN nº 465, de 24 de fevereiro de 2021, que dispõe sobre o Rol de Procedimentos e Eventos em Saúde no âmbito da Saúde Suplementar, para regulamentar a cobertura obrigatória de sessões com psicólogos, terapeutas ocupacionais e fonoaudiólogos, para o tratamento/manejo dos beneficiários portadores de transtorno do espectro autista e outros transtornos globais do desenvolvimento. Brasília: MS; 2022.
48. Brasil. Lei nº 9.394, de 20 de dezembro de 1996. Estabelece as diretrizes e bases da educação nacional. Brasília: Presidência da República; 1996.
49. Brasil. Lei nº 13.005, de 25 de junho de 2014. Aprova o Plano Nacional de Educação – PNE e dá outras providências. Brasília: Presidência da República; 2014.
50. Brasil. Lei nº 13.146, de 6 de julho de 2015. Lei brasileira de inclusão da pessoa com deficiência (estatuto da pessoa com deficiência). Brasília: Presidência da República; 2015.
51. Brasil. Decreto nº 11.370, de 1º de janeiro de 2023. Revoga o Decreto nº 10.502, de 30 de setembro de 2020, que institui a Política Nacional de Educação Especial: Equitativa, Inclusiva e com Aprendizado ao Longo da Vida. Brasília: Presidência da República; 2023.
52. Brasil. Lei nº 8.742, de 7 de dezembro de 1993. Dispõe sobre a organização da Assistência Social e dá outras providências. Brasília: Presidência da República; 1993.
53. Brasil. Lei nº 13.146, de 6 de julho de 2015. Institui a Lei Brasileira de Inclusão da Pessoa com Deficiência (Estatuto da Pessoa com Deficiência). Brasília: Presidência da República; 2015.
54. Brasil. Lei nº 14.176, de 22 de junho de 2021. Altera a Lei nº 8.742, de 7 de dezembro de 1993, para estabelecer o critério de renda familiar per capita para acesso ao benefício de prestação continuada, estipular parâmetros adicionais de caracterização da situação de miserabilidade e de vulnerabilidade social e dispor sobre o auxílio-inclusão de que trata a Lei nº 13.146, de 6 de julho de 2015 (Estatuto da Pessoa com Deficiência); autoriza, em caráter excepcional, a realização de avaliação social mediada por meio de videoconferência;

e dá outras providências. Brasília: Presidência da República; 2021. Brasília: Presidência da República; 2021.
55. Brasil. Lei nº 8.213, de 24 de julho de 1991. Dispõe sobre os Planos de Benefícios da Previdência Social e dá outras providências. Brasília: Presidência da República; 1991.

LEITURAS RECOMENDADAS

Autism Spectrum Disorders in the European Union (ASDEU). Disponível em: https://www.autismeurope.org/blog/what-we-do/asdeu-autism-spectrum-disorders-in-the-european-union-2015-2018/.

Homercher BM, Peres LS, Arruda LFS, Smeha LN. Observação materna: primeiros sinais do transtorno do espectro autista maternal. Est Pesq Psicol. 2020;20(2):540-58.

Maenner MJ, Warren Z, Williams AR, Amoakohene E, Bakian AV, Bilder DA, et al. Prevalence and characteristics of autism spectrum disorder among children aged 8 years: autism and developmental disabilities monitoring network, 11 sites, United States, 2020. MMWR Surveill Summ. 2023;72(2):1-14.

Zanon RB, Backes B, Bosa CA. Identificação dos primeiros sintomas do autismo pelos pais. Psic Teor Pesq. 2014;30(1):25-33.

LEGISLAÇÃO SOBRE O TEMA

Brasil. Ministério da Saúde. Diretrizes de atenção à reabilitação da pessoa com transtornos do espectro do autismo (TEA). Brasília: MS; 2014.

Brasil. Constituição da República Federativa do Brasil de 1988. Brasília: Presidência da República; 1988.

Brasil. Decreto nº 7.508, de 28 de junho de 2011. Regulamenta a Lei nº 8.080, de 19 de setembro de 1990, para dispor sobre a organização do Sistema Único de Saúde – SUS, o planejamento da saúde, a assistência à saúde e a articulação interfederativa, e dá outras providências. Brasília: Presidência da República; 2011.

Brasil. Lei nº 8.080, de 19 de setembro de 1990. Código civil brasileiro e legislação correlata. 2. ed. Brasília: Senado Federal; 2008.

Brasil. Lei nº 8.142, de 28 de dezembro de 1990. Dispõe sobre a participação da comunidade na gestão do Sistema Único de Saúde – SUS e sobre as transferências intergovernamentais de recursos financeiros na área da saúde e dá outras providências. Brasília: Presidência da República; 1990.

REFERÊNCIAS

Brasil. Lei nº 8.213, de 24 de julho de 1991. Dispõe sobre os Planos de Benefícios da Previdência Social e dá outras providências. Brasília: Presidência da República; 1991.

Brasil. Lei nº 8.742, de 7 de dezembro de 1993. Dispõe sobre a organização da Assistência Social e dá outras providências. Brasília: Presidência da República; 1993.

Brasil. Lei nº 9.394, de 20 de dezembro de 1996. Estabelece as diretrizes e bases da educação nacional. Brasília: Presidência da República; 1996.

Brasil. Lei nº 9.656, de 03 de junho de 1998. Dispõe sobre os planos e seguros privados de assistência à saúde. Brasília: Presidência da República; 1998.

Brasil. Lei nº 9.961 de 28 de janeiro de 2000. Cria a Agência Nacional de Saúde Suplementar – ANS e dá outras providências. Brasília: Presidência da República; 2000.

Brasil. Lei nº 10.406, de 10 de janeiro de 2002. Institui o Código Civil. Brasília: Presidência da República; 2002.

Brasil. Decreto nº 10.502, de 30 de setembro de 2020. Institui a política nacional de educação especial: equitativa, inclusiva e com aprendizado ao longo da vida. Brasília: Presidência da República; 2020.

Brasil. Decreto nº 11.370, de 1º de janeiro de 2023. Revoga o Decreto nº 10.502, de 30 de setembro de 2020, que institui a Política Nacional de Educação Especial: Equitativa, Inclusiva e com Aprendizado ao Longo da Vida. Brasília: Presidência da República; 2023.

Brasil. Lei nº 12.764, de 27 de dezembro de 2012. Política Nacional de Proteção dos Direitos da Pessoa com Transtorno do Espectro Autista. Brasília: Presidência da República; 2012.

Brasil. Lei nº 12.796, de 4 de abril de 2013. Altera a Lei nº 9.394, de 20 de dezembro de 1996, que estabelece as diretrizes e bases da educação nacional, para dispor sobre a formação dos profissionais da educação e dar outras providências. Brasília: Presidência da República; 2013.

Brasil. Lei nº 13.005, de 25 de junho de 2014. Aprova o Plano Nacional de Educação – PNE e dá outras providências. Brasília: Presidência da República; 2014.

Brasil. Lei nº 13.146, de 6 de julho de 2015. Lei brasileira de inclusão da pessoa com deficiência (estatuto da pessoa com deficiência). Brasília: Presidência da República; 2015.

Brasil. Lei nº 13.146, de 6 de julho de 2015. Institui a Lei Brasileira de Inclusão da Pessoa com Deficiência (Estatuto da Pessoa com Deficiência). Brasília: Presidência da República; 2015.

Brasil. Lei nº 14.176, de 22 de junho de 2021. Altera a Lei nº 8.742, de 7 de dezembro de 1993, para estabelecer o critério de renda familiar per capita para acesso ao benefício de prestação continuada, estipular parâmetros adicionais de caracterização da situação de miserabilidade e de vulnerabilidade social e dispor sobre o auxílio-inclusão de que trata a Lei nº 13.146, de 6 de julho de 2015 (Estatuto da Pessoa com Deficiência); autoriza, em caráter excepcional, a realização de avaliação social mediada por meio de videoconferência; e dá outras providências. Brasília: Presidência da República; 2021. Brasília: Presidência da República; 2021.

REFERÊNCIAS

Brasil. Lei nº 14.454, de 21 de setembro de 2022. Altera a Lei nº 9.656, de 3 de junho de 1998, que dispõe sobre os planos privados de assistência à saúde, para estabelecer critérios que permitam a cobertura de exames ou tratamentos de saúde que não estão incluídos no rol de procedimentos e eventos em saúde suplementar. Brasília: Presidência da República; 2022.

Brasil. Medida Provisória nº 2.177-44, de 24 de agosto de 2001. Altera a Lei nº 9.656, de 3 de junho de 1998. Brasília: Presidência da República; 2001.

Brasil. Ministério da Saúde. Resolução normativa ANS nº 555, de 14 de dezembro de 2022. Dispõe sobre o rito processual de atualização do Rol de Procedimentos e Eventos em Saúde, altera a Resolução Normativa nº 259, de 17 de junho de 2011 e a Resolução Normativa nº 465, de 24 de fevereiro de 2021 e revoga a Resolução Normativa nº 470, de 9 de julho de 2021 e a Resolução Normativa nº 474, de 25 de novembro 2021. Brasília: MS; 2021.

Brasil. Ministério da Saúde. Resolução normativa – RN nº 465 de 24 de fevereiro de 2021. Atualiza o Rol de Procedimentos e Eventos em Saúde que estabelece a cobertura assistencial obrigatória a ser garantida nos planos privados de assistência à saúde contratados a partir de 1º de janeiro de 1999 e naqueles adaptados conforme previsto no artigo 35 da Lei n.º 9.656, de 3 de junho de 1998; fixa as diretrizes de atenção à saúde; e revoga a Resolução Normativa – RN nº 428, de 7 de novembro de 2017, a Resolução Normativa – RN n.º 453, de 12 de março de 2020, a Resolução Normativa – RN n.º 457, de 28 de maio de 2020 e a RN n.º 460, de 13 de agosto de 2020. Diário Oficial da União. 2021;40(seção 1):115.

Brasil. Ministério da Saúde. Resolução normativa ANS nº 539, de 23 de junho de 2022. Altera a Resolução Normativa – RN nº 465, de 24 de fevereiro de 2021, que dispõe sobre o Rol de Procedimentos e Eventos em Saúde no âmbito da Saúde Suplementar, para regulamentar a cobertura obrigatória de sessões com psicólogos, terapeutas ocupacionais e fonoaudiólogos, para o tratamento/manejo dos beneficiários portadores de transtorno do espectro autista e outros transtornos globais do desenvolvimento. Brasília: MS; 2022.